健康図解

今すぐできる!

尿酸値を下げる40のルール

東京女子医科大学附属膠原病リウマチ痛風センター教授
谷口敦夫 監修

学研

はじめに

かつての「ぜいたく病」は
誰でもかかりうる「生活習慣病」に

「痛風」というと「ビール」や「プリン体」「とても痛い」など、さまざまなイメージが湧く一方で、「高尿酸血症」は、なかなか耳馴染みのない病名かもしれません。「高尿酸血症」とは、血液中の尿酸の量が増え、尿酸値が高くなる状態で、そのまま放置すると、「痛風」などのリスクが高まります。痛風と高尿酸血症はひとつながりの病気なのです。

かつて、痛風は「ぜいたく病」といわれていました。高カロリーで豪華な食事をする人だけが発症する病気だったのです。しかし、それは過去の話。現在では、欧米の食文化がすっかり定着し、高カロリーな食事が当たり前になった日本では、誰もが高尿酸血症や痛風になるリスクを抱えているといえます。高尿酸血症は、糖尿病、高血圧、脂質異常などと肩を並べる、れっきとした「生活習慣病」です。

尿酸値は、高カロリーな食事を見直す、プリン体の多い食品に気をつける、適度な運動やストレスをうまく解消することなどで、比較的コントロールしやすいのが特徴です。尿酸値の上昇が軽症〜中等度であれば、薬を使わずに正常値まで下げることも可能でしょう。

本書では、尿酸値を下げるために患者さん自身ができることを、実践的な「ルール」として、食事・運動・生活に分けて、図解をしながら紹介しています。本書がみなさんの健康な生活の足がかりとなれば幸いです。

東京女子医科大学附属　膠原病リウマチ痛風センター教授　**谷口敦夫**

PART 2 尿酸値を下げる！特効ルール40

●食事の特効ルール●

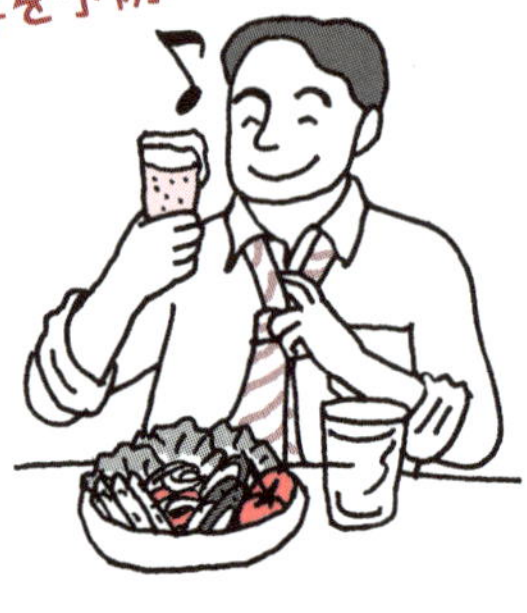

飲酒量を守り、おつまみを工夫して
尿酸値上昇を予防!

車通勤をやめて歩けば
減量できて尿酸値も下がる!

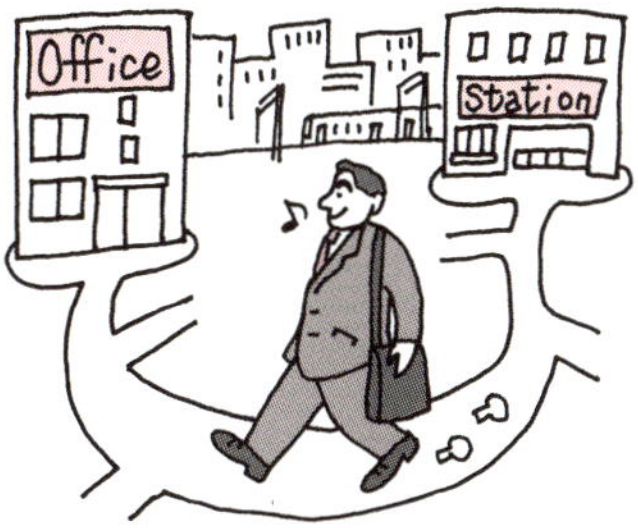

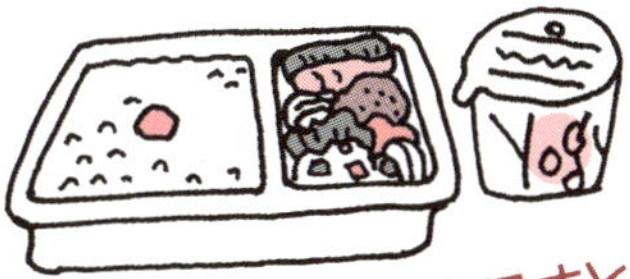

普段の食事に乳製品を足すと
尿酸値を上昇を抑える!

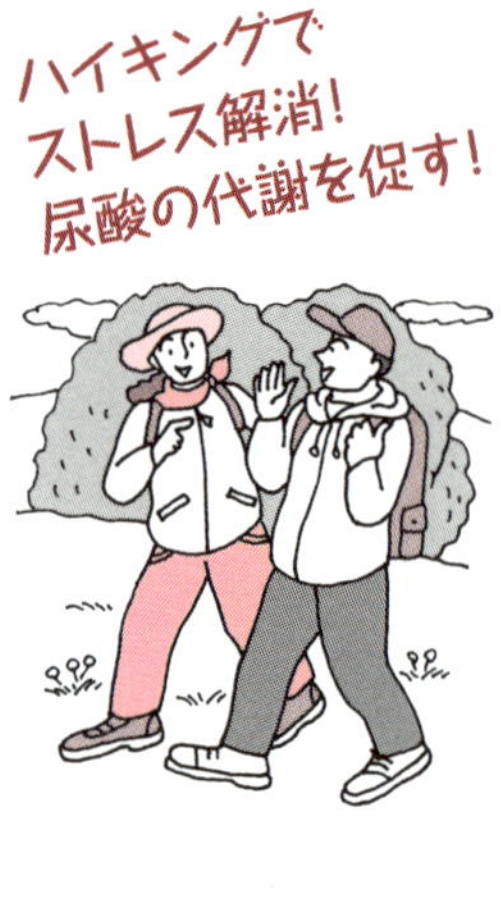

※本書の尿酸値の基準値は、2014年6月時点の数値です。

PART 1

検査値が高いと
どうなるの!?

気になる! 尿酸値の疑問Q&A

Q 尿酸値が高いと どうしていけないのですか?

A 激しく痛む痛風発作や尿路結石、腎不全などのリスクが上がるため。

健康診断で「尿酸値」が高いと指摘されても、特に具合が悪いわけでもなく気になる症状もないと、大したことはないと思うかもしれません。しかし、これは大きな間違い。

尿酸値が高いまま放置すると、やがて「痛風発作」に見舞われるリスクが非常に高くなります。さらに怖いのは「尿路結石」や「腎不全」など、さまざまな合併症（P120参照）を招くことにもなりかねません。自覚症状がなくても油断は禁物です。

生活習慣病のリスクも上がる

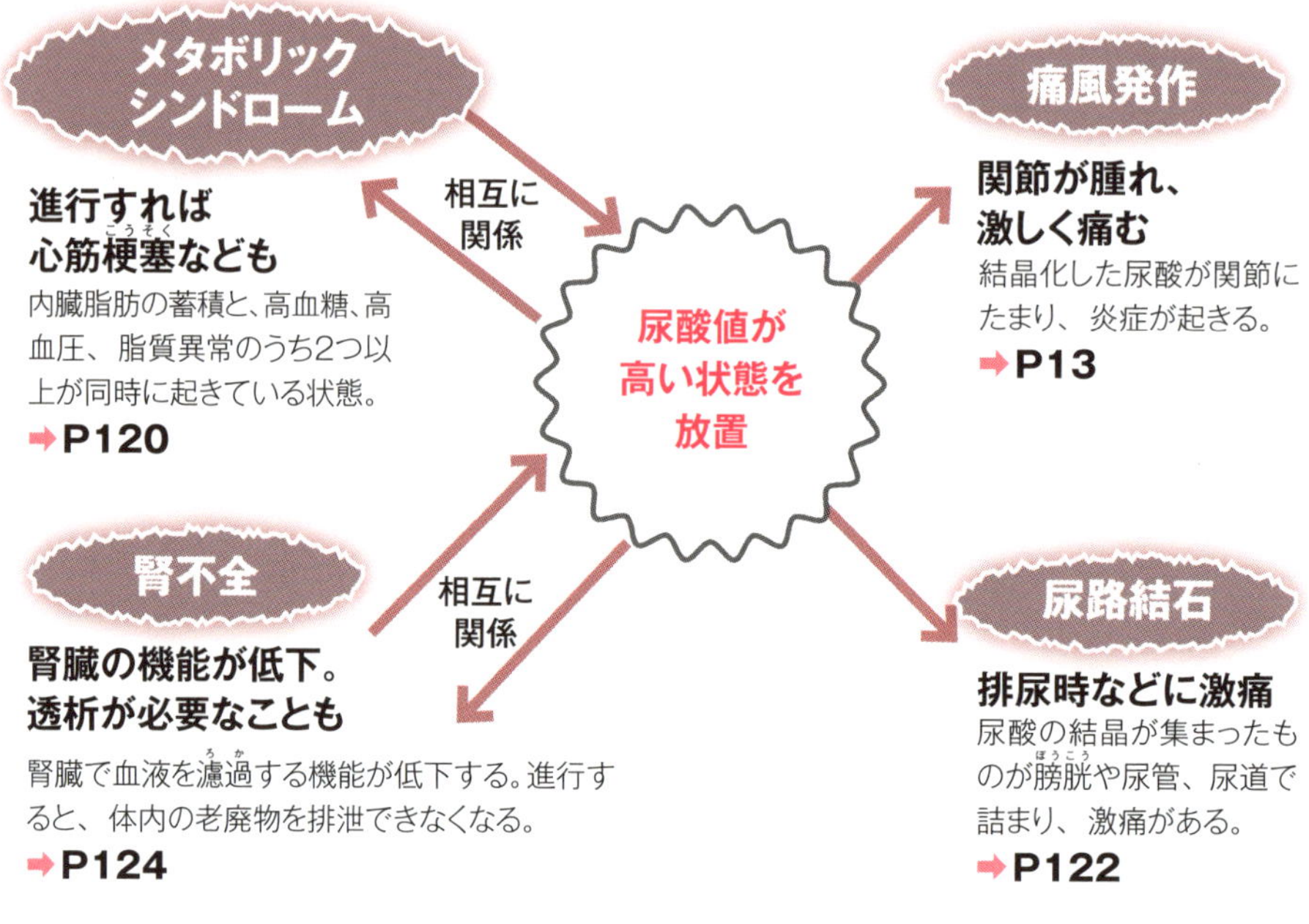

メタボリックシンドローム
進行すれば心筋梗塞《こうそく》なども
内臓脂肪の蓄積と、高血糖、高血圧、脂質異常のうち2つ以上が同時に起きている状態。
➡P120
相互に関係
痛風発作
関節が腫れ、激しく痛む
結晶化した尿酸が関節にたまり、炎症が起きる。
➡P13
尿酸値が高い状態を放置
腎不全
腎臓の機能が低下。透析が必要なことも
腎臓で血液を濾過《ろか》する機能が低下する。進行すると、体内の老廃物を排泄できなくなる。
➡P124
相互に関係
尿路結石
排尿時などに激痛
尿酸の結晶が集まったものが膀胱《ぼうこう》や尿管、尿道で詰まり、激痛がある。
➡P122

Q そもそも尿酸値とは何ですか？

A 細胞の新陳代謝によってできる老廃物（尿酸）の血中量のこと。

人間の体は、日々新陳代謝を繰り返しています。細胞は破壊され、常に新しくつくり変えられています。そして、古くなった細胞は代謝されて体外に排出される仕組みになっているのですが、このときに細胞の成分のひとつである「核酸」が分解されると「プリン体（P15参照）」ができます。このプリン体が肝臓内で代謝されると「尿酸」になります。

尿酸値とは、血液中に含まれている尿酸の量を示す数値のことです。

「あとは排出するだけ」の“燃えカス”

プリン体が「尿酸のもと」

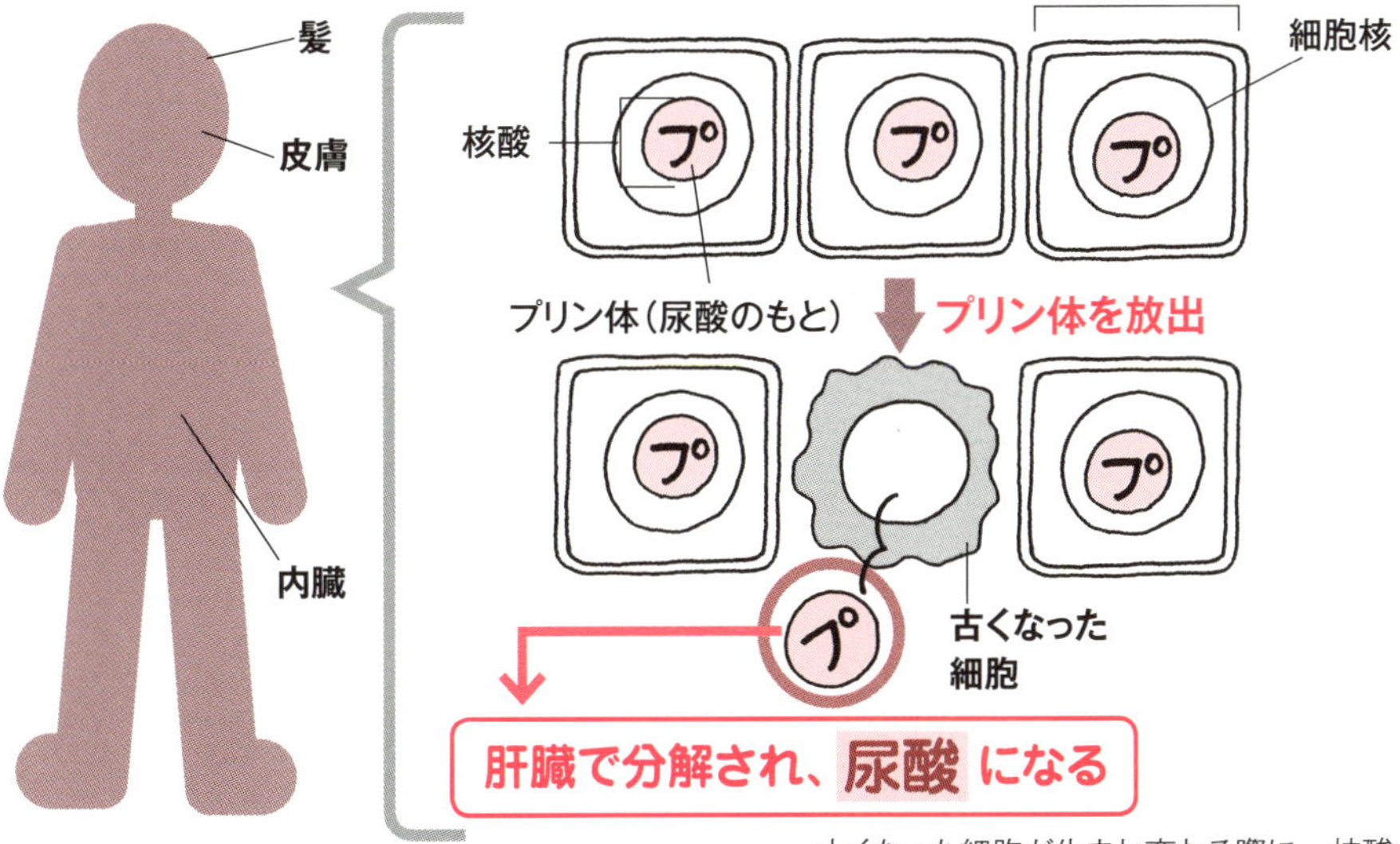
髪
皮膚
内臓
細胞
細胞核
核酸
プ
プリン体（尿酸のもと）
プリン体を放出
古くなった細胞
肝臓で分解され、尿酸になる

古くなった細胞が生まれ変わる際に、核酸に含まれていたプリン体が放出される。

Q 尿酸値がどのくらいだと注意が必要ですか？

A 7mg/dℓを超えた場合、「高尿酸血症」と診断される。

健診などで尿酸値が高いと言われた人は正しい基準値を知り、自分がどのくらいオーバーしているのか、自覚することから始めましょう。

尿酸値は、下記のように7mg/dℓ以下が正常値です。それを超えると要注意ゾーンです。

7mg/dℓを超えると「高尿酸血症」と診断され、8mg/dℓになると積極的な治療が必要です。9mg/dℓ以上になると、いつ「痛風発作」に見舞われても不思議ではありません。

7mg/dℓ以下が正常値

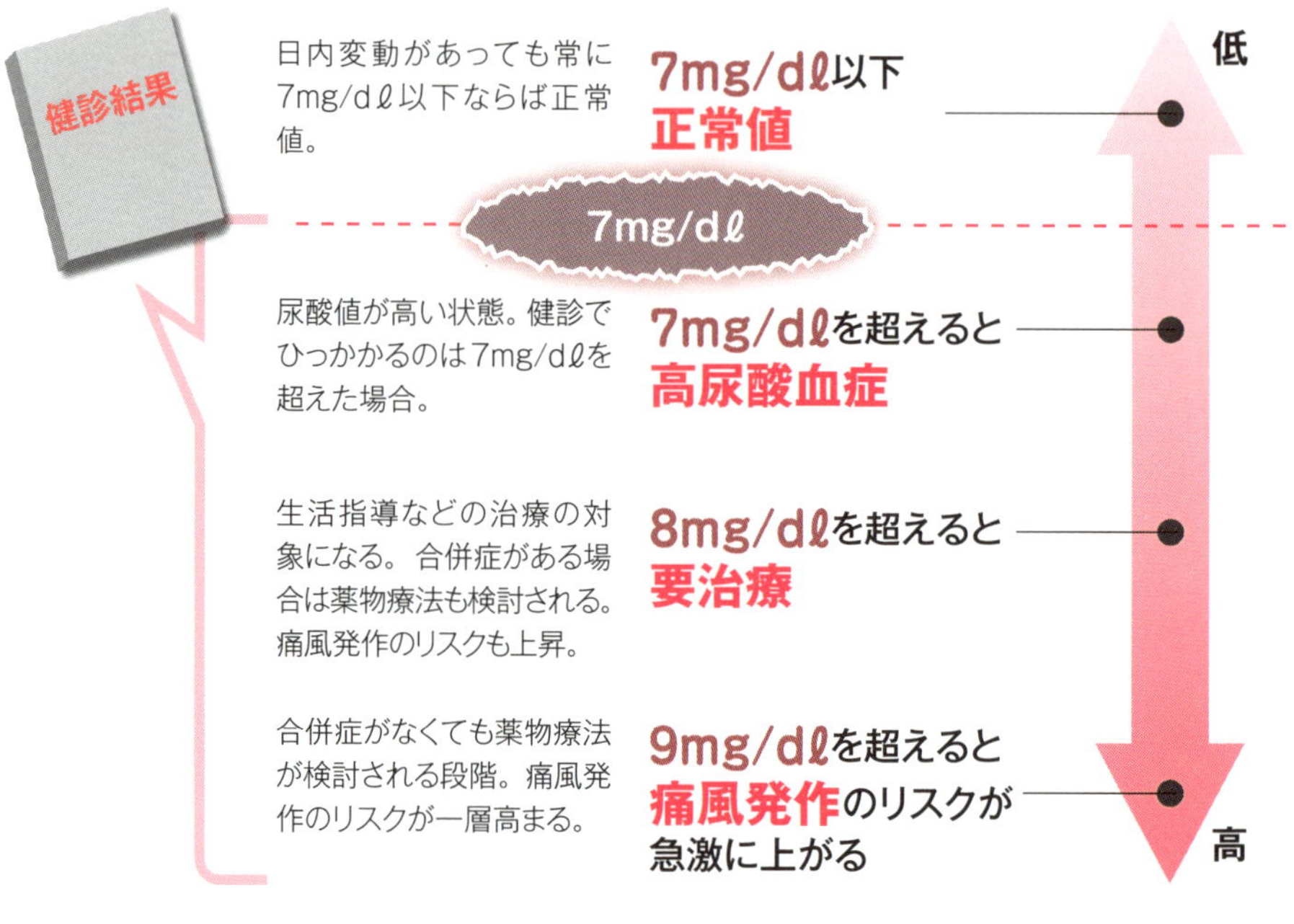
健診結果
日内変動があっても常に7mg/dℓ以下ならば正常値。
7mg/dℓ以下
正常値
7mg/dℓ
尿酸値が高い状態。健診でひっかかるのは7mg/dℓを超えた場合。
7mg/dℓを超えると
高尿酸血症
生活指導などの治療の対象になる。合併症がある場合は薬物療法も検討される。痛風発作のリスクも上昇。
8mg/dℓを超えると
要治療
合併症がなくても薬物療法が検討される段階。痛風発作のリスクが一層高まる。
9mg/dℓを超えると
痛風発作のリスクが急激に上がる
低
高

Q 尿酸値が高くなるのは中高年からですよね？

A 中高年だけの病気ではない。20～30代も油断は禁物。

高尿酸血症や痛風は、40~50歳代以上のいわゆる中高年の病気だと思われていますが、そうではありません。

確かに、かつてはその傾向にありましたが、現在では痛風を発症する患者さんの年齢は30代が最多であり、若い年齢の人に増えています。

下グラフにもあるように、高尿酸血症と診断された人は30代が最も多く、続いて20、40、50代の順になっており、もはや中高年の病気とはいえない状況になっています。

20代、30代から注意する必要がある

男性における高尿酸血症の年齢別頻度

高尿酸血症の頻度は30代が最多。痛風での通院患者数も30代が最も多いというデータがある。

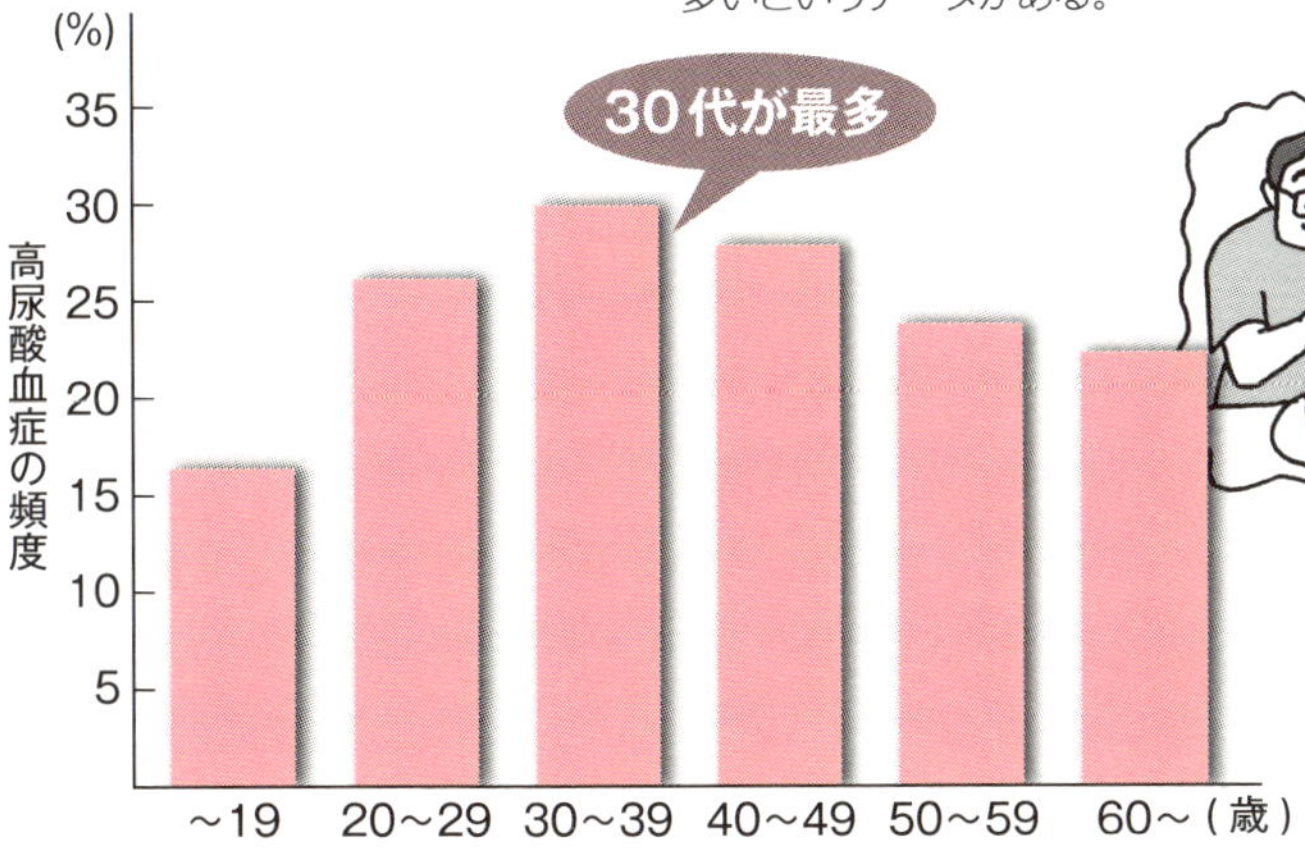

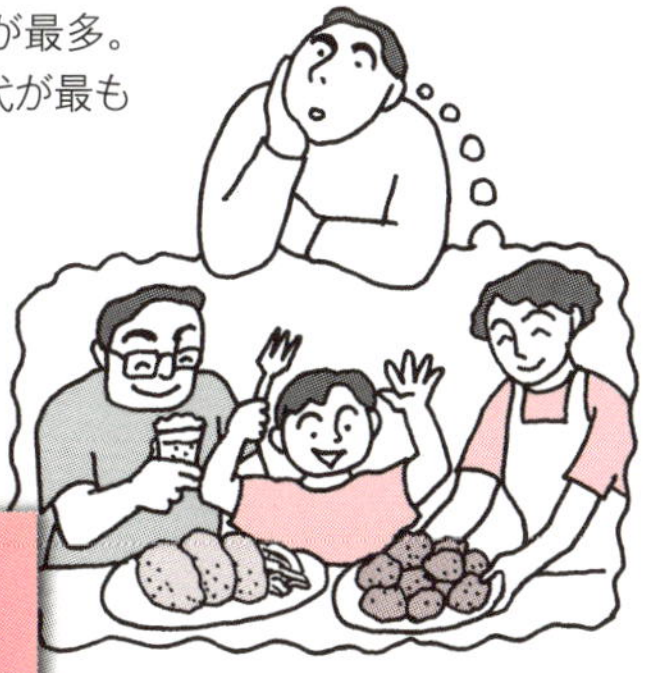

“豊かで忙しい社会”が原因

肥満と高尿酸血症は深い関わりがある（P17）。食べたいものがいつでも手に入る現代の社会は、高尿酸血症を生みやすい。ストレスも関係している（P96）。

（冨田眞佐子，水野正一；高尿酸血症は増加しているか？；性差を中心に、痛風と核酸代謝30：1-5，2006）

Q 健診後、精密検査の通知が来ました。どんな検査?

A 尿や腎機能を検査して、病気のタイプや、治療方針を決定する。

健診などで尿酸値が基準値を上回った場合は、精密検査の指示がなくても積極的に検査を受けましょう。

高尿酸血症には3つのタイプがあります（P110参照）。どのタイプなのかは尿検査によってわかります。

検査のひとつは尿酸の排泄量を調べる「尿酸クリアランス検査」、もうひとつは尿酸の生成量を調べる「尿中尿酸排泄量検査」です。

今後の治療方針や生活改善の参考にします。

尿酸を「ためすぎ」か「捨てられない」のか、タイプを知る

尿酸クリアランス検査

尿酸を排泄する機能をチェック

血液の中にある尿酸が、一定時間内にどれくらい排泄されるかを調べる。

結果

7.3mℓ/分未満

↓

尿酸の排泄が少ないタイプ

（尿酸排泄低下型）

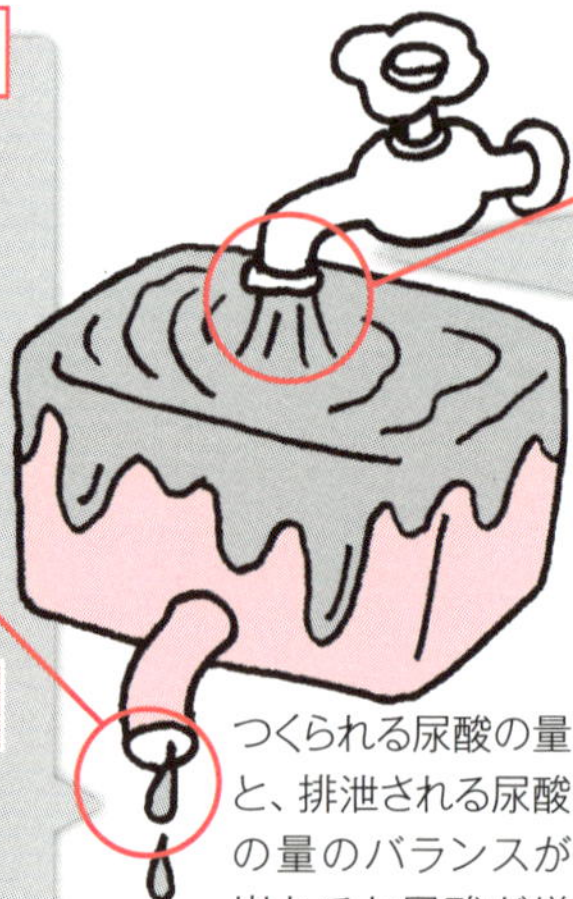

つくられる尿酸の量と、排泄される尿酸の量のバランスが崩れると尿酸が増えすぎてしまう。

病気のタイプを解説➡P110

尿中尿酸排泄量検査

体内でつくられる尿酸の量をチェック

尿に排出された尿酸を調べ、どの程度尿酸がつくられているのかをチェックする。

結果

1時間で

0.51mg/kg以上

↓

尿酸の生成が多すぎるタイプ

（尿酸生成過剰型）

Q 「尿酸値が高い」と言われた後、足に激痛が。これって何ですか?

A 尿酸値が高くなると起こりやすくなる「痛風発作」の症状。

高尿酸血症を放置していると「痛風」が起こりやすくなります。痛風の「風」とは病気のことをいいます。つまり、「痛い病気」という意味なのです。よく知られているのが、足の親指の付け根の腫れと激痛です(下図)。この痛みは突然起こるので、「痛風発作」といわれます。

尿酸値が高いからといってすべての人に痛風発作が起こるわけではありませんが、尿酸値が高い人ほどハイリスクなのは事実です。

足の親指の関節に起こりやすい

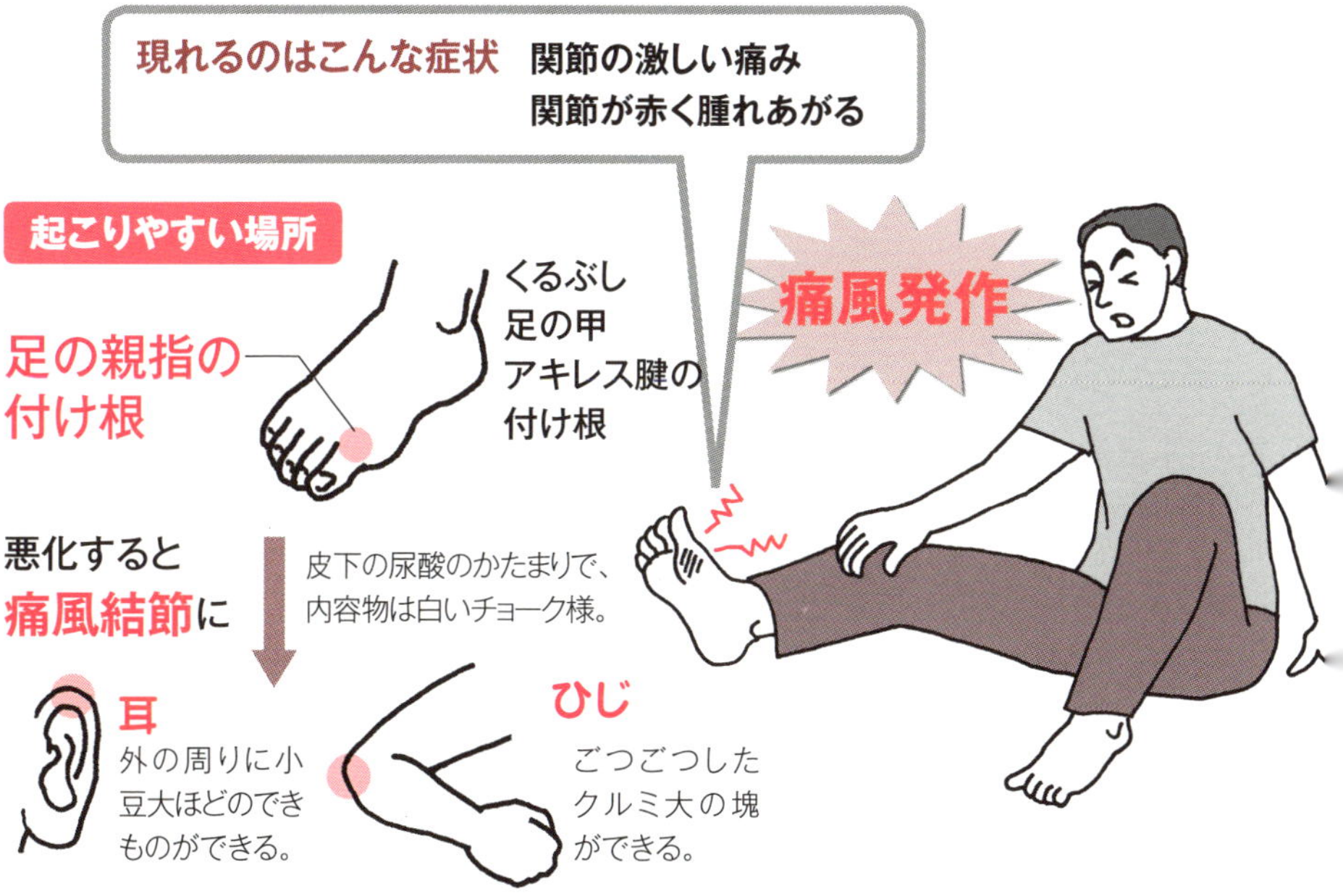
現れるのはこんな症状
関節の激しい痛み
関節が赤く腫れあがる
起こりやすい場所
足の親指の付け根
くるぶし
足の甲
アキレス腱の付け根
痛風発作
悪化すると痛風結節に
皮下の尿酸のかたまりで、内容物は白いチョーク様。
耳
外の周りに小豆大ほどのできものができる。
ひじ
ごつごつしたクルミ大の塊ができる。

Q 痛風発作と尿酸値はどう関係していますか？

A 関節が炎症を起こす「痛風発作」は、高尿酸血症が引き金になる。

関節の腫れと激しい痛みが起こる痛風発作は、尿酸値が高い状態、つまり高尿酸血症が引き金になります。

血液中に尿酸が増えすぎると、それが溶けきらずに尿酸塩となって関節に沈着します。こうしてたまった結晶は、異物とみなされます。するとこれを排除するため、血液中の白血球が攻撃をしかけます。

その結果、白血球から放出される痛み物質や炎症物質により、腫れや痛みが起こるのです。

白血球が尿酸の結晶を攻撃することで炎症が

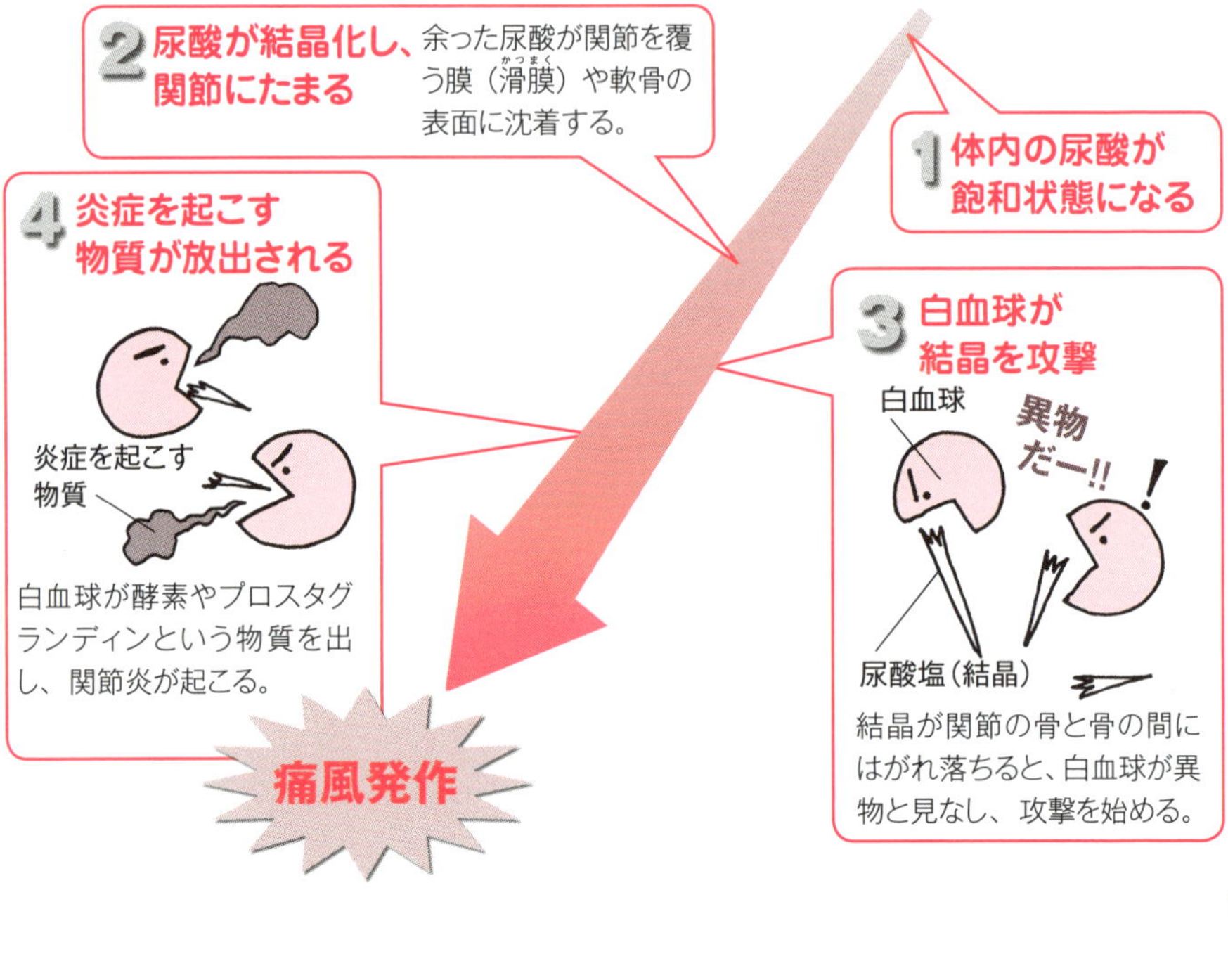
1 体内の尿酸が飽和状態になる
2 尿酸が結晶化し、関節にたまる
余った尿酸が関節を覆う膜（滑膜《かつまく》）や軟骨の表面に沈着する。
3 白血球が結晶を攻撃
白血球
異物だー!!
尿酸塩（結晶）
結晶が関節の骨と骨の間にはがれ落ちると、白血球が異物と見なし、攻撃を始める。
4 炎症を起こす物質が放出される
炎症を起こす物質
白血球が酵素やプロスタグランディンという物質を出し、関節炎が起こる。
痛風発作

Q 「痛風—プリン体」というイメージがありますが、**プリン体とは何ですか?**

A プリン体は人間の体に必要不可欠な物質。プリン体が代謝されて尿酸になる。

痛風とプリン体はよくセットで語られます。しかし、これが一体何なのか、知らない人も多いはず。

尿酸はプリン体が代謝されてできます。プリン体は、細胞の核に含まれているほか（P9参照）、ATP（アデノシン三リン酸）というエネルギー物質、肉や魚卵などの食品にも含まれています。

体内にプリン体が増えすぎると尿酸も増えることから、このふたつは切っても切れない関係にあるのです。

プリン体は体の内外に存在する

プリン体は、プリン体を含む食品から取り込まれるだけではなく、人間の体の中にも存在している。

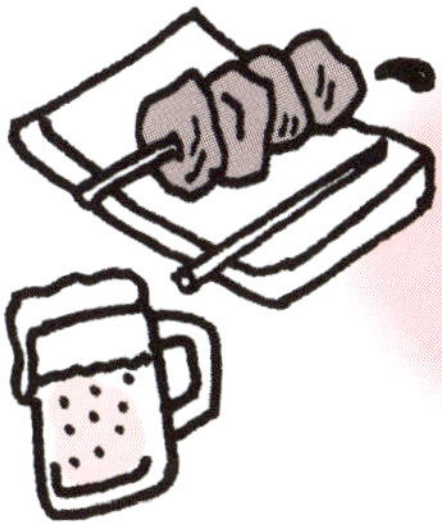

①食品に含まれるプリン体

鶏のレバーなどにはプリン体が多く含まれる。大量に摂取し続けると体内のプリン体の量が増える。

②活動のエネルギー源になる物質に含まれるプリン体

人間の活動のエネルギーとなる「アデノシン三リン酸（ATP）」はプリン体の一種。筋肉を動かすたびにATPを使っている。

③体の細胞を構成する成分としてのプリン体

細胞の中にある細胞核の、「核酸（DNAやRNA）」の構成物質のひとつがプリン体。情報伝達に関わる重要な物質。

Q 尿酸値が高くなるのは**男性だけ**ですよね?

A 女性は尿酸値が高くなりにくいが、閉経後には注意が必要。

高尿酸血症は、圧倒的に男性に多くみられます。小児期には男女差はほとんどありませんが、思春期以降になると、男性のほうが女性よりも尿酸値が高くなります。これは、女性ホルモンのエストロゲンの影響です。エストロゲンは、腎臓からの尿酸の排泄を促す作用があるため、女性は尿酸値が上がりにくいのです。

しかし、閉経後、女性ホルモンの分泌が減少すると尿酸値が高くなるため、注意が必要になってきます。

閉経後は尿酸値が上昇する

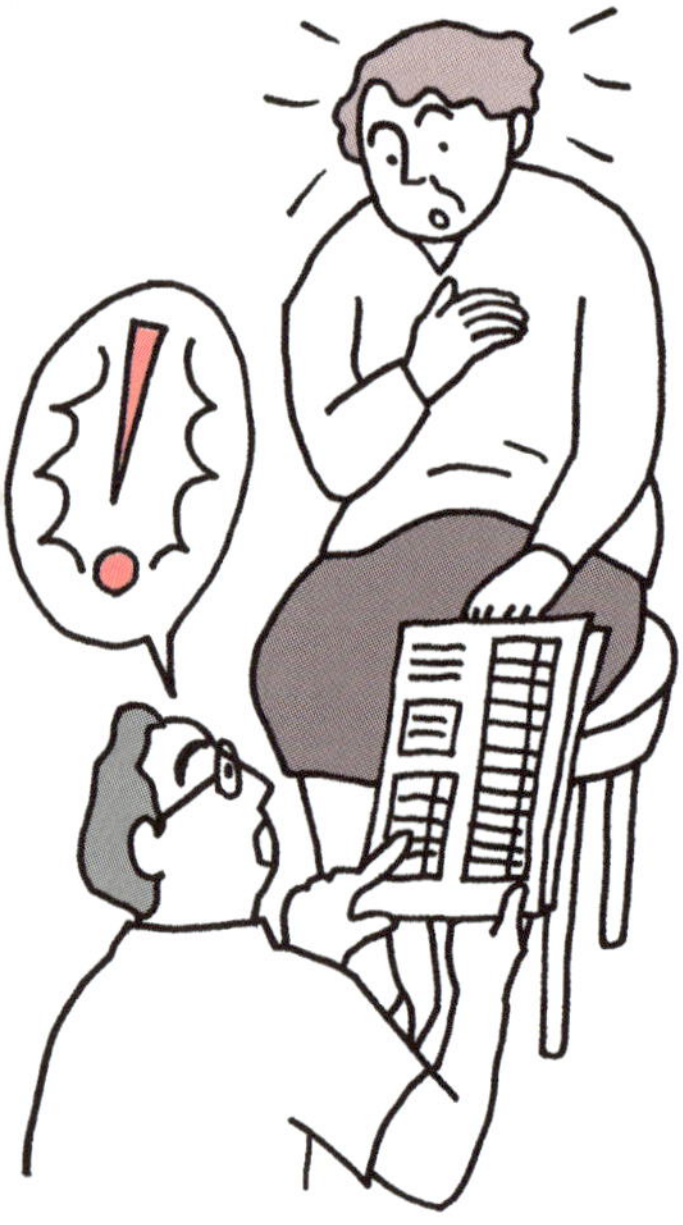

女性ホルモンは尿酸の排泄を促す

女性ホルモンのひとつ、エストロゲン（卵胞ホルモン）を分泌している期間は尿酸値は上がりにくい。

閉経

高尿酸血症になるリスクが高まる

閉経の頃から女性ホルモンの分泌が低下する。全員の尿酸値が高まるわけではないが、生活習慣などに、より注意が必要になってくる。

腎臓病があったり利尿薬を服用している場合は女性も注意

女性でも、もともと腎臓病があって血液の濾《ろ》過《か》機能が低下している場合や、利尿薬を使用している場合は尿酸値が上がることもある。健診で尿酸値に注目したい。

Q 医師に体重を落とすよう言われました。どうして？

A 肥満は高尿酸血症の危険因子となるため。

高尿酸血症と診断された人は、高カロリーの食事を好む傾向があり、肥満している人も多くみられます。

肥満が高尿酸血症の危険因子であることは治療ガイドラインにも明記されており、肥満と尿酸値には明らかな因果関係があります。

尿酸値が高いと指摘された人は、健診結果で自分の肥満度もチェックしましょう。

BMI で肥満と判定されれば、減量が指示されます。

肥満の人は、尿酸値も高い

肥満かどうかを判定するための数値であるBMI（体格指数）が高くなるほど、高尿酸血症の割合が増えている。

＜BMI と尿酸値の関係＞

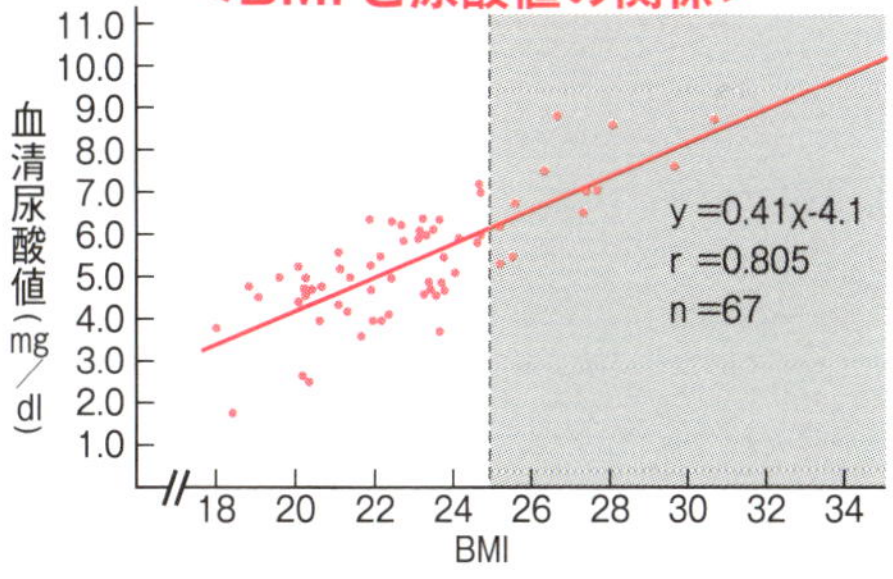

（山内俊一、他：日本臨床46：2467, 1988）

肥満を解消すると尿酸値も下がる

体重が減ると、尿酸値も下がるということがわかっている。

食生活の見直し
➡P28～

＋

適度な運動
➡P74～

BMI（体格指数）
体重（kg）÷身長（m）÷身長（m）
➡ 25.0 以上は肥満

Q 尿酸値が高いと言われたら まず何をすればいいですか?

A まずは食事や生活習慣の見直しをすることからスタートする。

尿酸値が高いと診断されたら、すぐにでも取りかかりたいのが、毎日の食事や生活習慣の改善です。

食事の量や内容に注意する､節酒､体重を減らす、運動不足の解消やストレス軽減など、生活習慣を改善するだけで尿酸値が下がることも少なくありません（Part ２参照)。

薬が必要になるのは、尿酸値が９mg/dℓ以上とかなり高いときですが（下図)､この場合でも食事や生活習慣の見直しは必須です。

初期なら生活習慣の見直しで正常値に戻せる

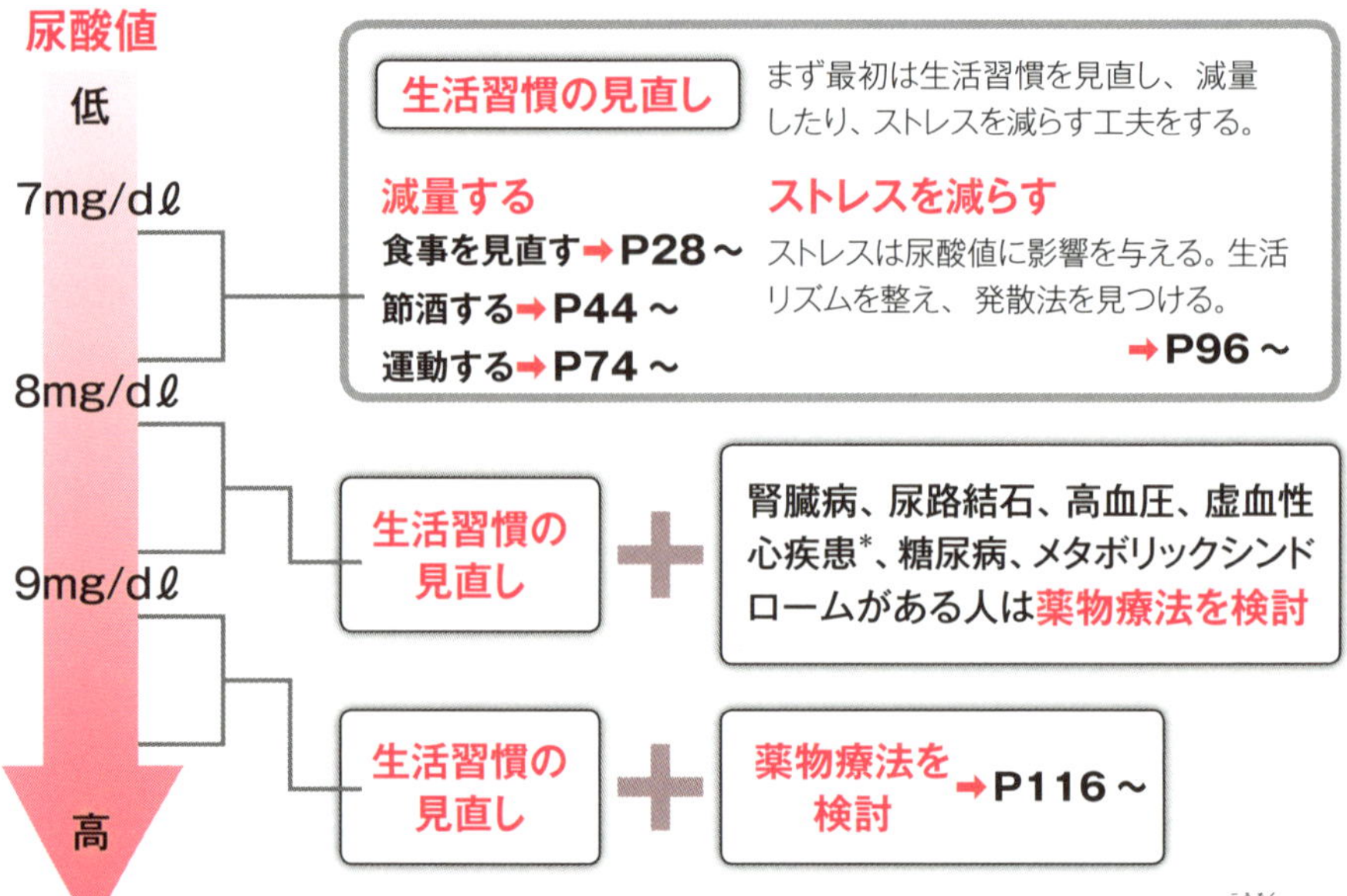

尿酸値
低
7mg/dℓ
8mg/dℓ
9mg/dℓ
高
生活習慣の見直し
まず最初は生活習慣を見直し、減量したり、ストレスを減らす工夫をする。
減量する
食事を見直す➡P28～
節酒する➡P44～
運動する➡P74～
ストレスを減らす
ストレスは尿酸値に影響を与える。生活リズムを整え、発散法を見つける。
➡P96～
生活習慣の見直し
腎臓病、尿路結石、高血圧、虚血性心疾患*、糖尿病、メタボリックシンドロームがある人は薬物療法を検討
生活習慣の見直し
薬物療法を検討➡P116～

*虚血性心疾患…心臓の冠動脈が狭くなったり塞がったりする状態。狭心症、心筋梗塞《こうそく》など。

Q 尿酸値はどれくらいまで下げればいいですか？

A いつ計測しても6mg/dℓを下回るのが目標。

痛風発作を経験したことがある人の場合、尿酸値の治療目標は、6mg/dℓ以下です。尿酸値は若干の日内変動がありますが、常に6mg/dℓ以下にします。痛風の場合は薬物療法を用いることが多くあります。

痛風発作を起こしたことのない人の場合も、6mg/dℓ以下にできれば理想的ですが、それよりも多少高くてもよいでしょう。

まずは生活習慣の改善、それでも下がらない場合などは薬を用います。

焦らず数か月かけて治療を続ける

まずは

生活の改善　食生活の見直しや水分補給、飲酒量の調節をするだけで尿酸値は下げることができる。

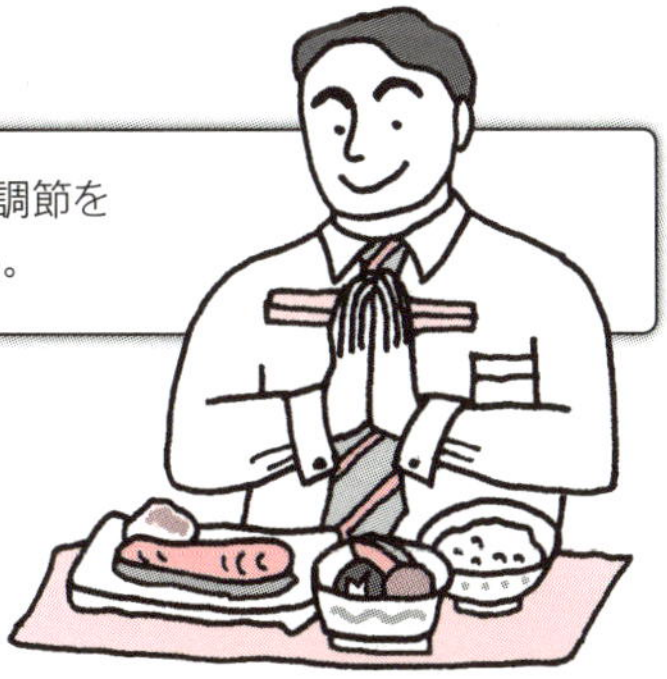

＋

それでも改善しない
or
尿酸値が非常に高い

薬物療法
➡P116～
生活習慣を改善しても尿酸値が下がらなかったり合併症がある場合などには薬物療法を検討する。

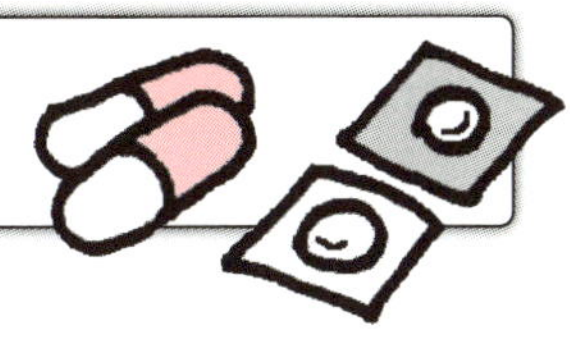

↓

6mg/dℓ以下にする

Q 尿酸値が基準値以内になれば治療終了ですよね？

A 基準値以内になった状態をキープすることが大切。

尿酸値が基準値以内に下がったからといって、それで治療を終わらせてよいわけではありません。またもとの生活に戻れば、すぐに数値が上がってしまいます。基本的に、尿酸値は血圧や血糖値と同様、生涯コントロールを続けていく必要があるものだと理解しましょう。

尿酸値を下げるための生活改善は、心筋梗塞《こうそく》などの心疾患、脳卒中、腎機能の低下といった合併症の予防・改善にも有効です。

基準値キープで生活習慣病全般の予防を

メタボリックシンドロームの予防

食事制限や適度な運動によって減量すれば、メタボリックシンドロームのリスクは下がる。薬の効きもよくなる。

動脈硬化、心疾患の予防にも

痛風発作の再発予防

尿酸値を下げると痛風発作のリスクは下がる。激しい痛みに苦しまずにすむ。

慢性腎臓病の予防

尿酸値と腎機能は密接な関係にある。尿酸値が下がることで機能の回復が期待できる。腎機能が回復すれば、尿酸の排泄もスムーズになる。

肝臓の疾患の予防

高尿酸血症の治療のなかで、お酒を飲みすぎないようにすれば、アルコールを分解する肝臓の負担も減る。

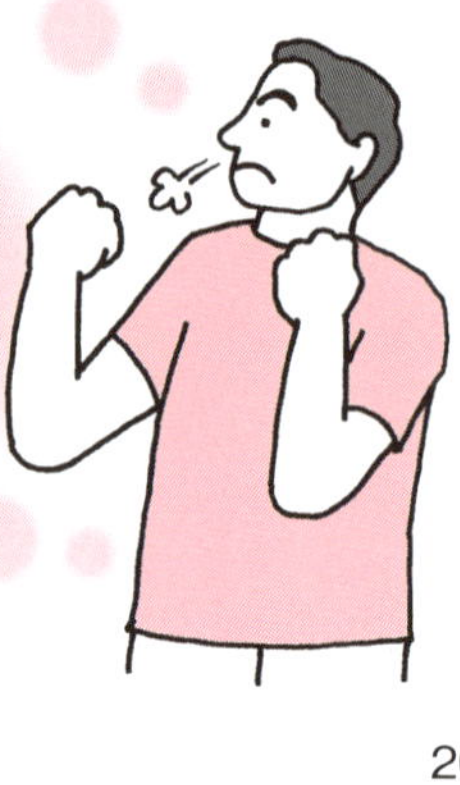

Q 尿酸値が高いと、お酒を1滴も飲んではダメですか?

A お酒の「適量」を守ればOK。ただし飲み方に気をつけて。

尿酸値が高い人や痛風がある人は、ビールがNGという話を聞いたことがあるはず。これは間違いではありませんが、ビールに限らず、アルコール全般がダメなのです。

アルコールが体内で分解される過程で尿酸が合成されるほか、アルコールの代謝に伴い、腎臓からの尿酸排泄が妨げられてしまうからです。

ただ、絶対に禁酒というわけではなく、要は飲み方の問題。P44を参考に上手に工夫することが大切です。

ルールを守り、お酒と上手に付き合う

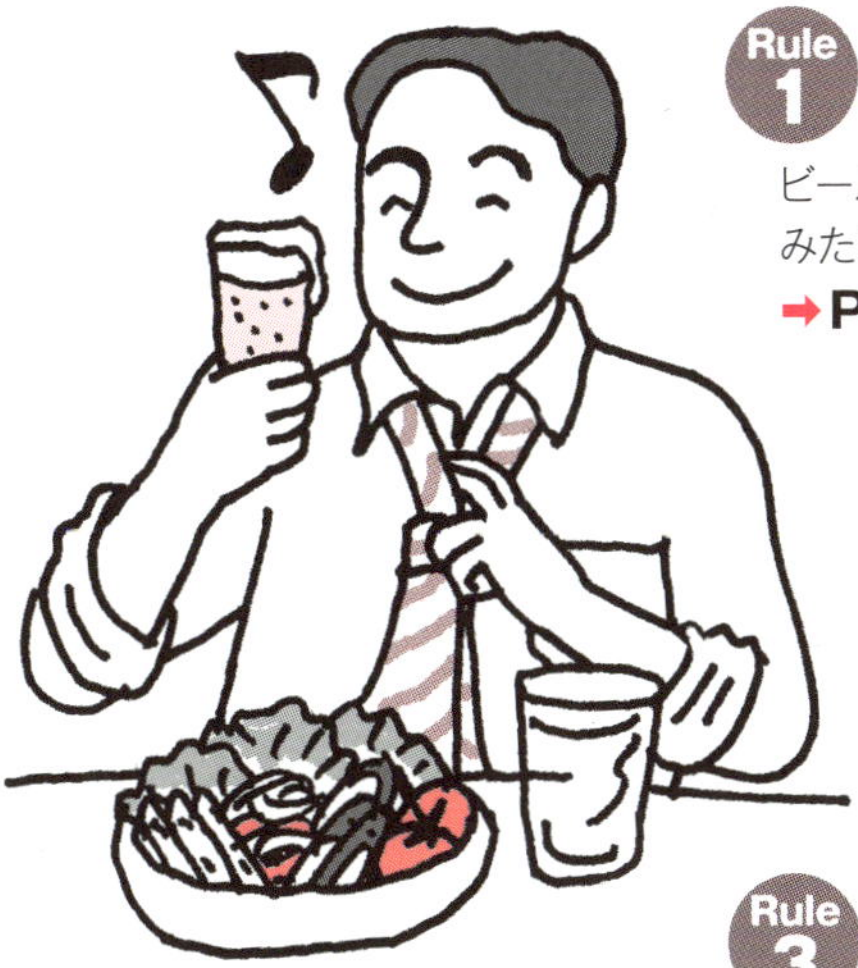

Rule 1 適量を守る

ビールなら1日500mℓを超えなければ飲んでもOK。飲みたいお酒のアルコール度数によって適量は異なる。

→P44

Rule 2 おつまみを工夫する

揚げ物や味の濃いものと一緒に食べると肥満の原因に。豆腐などのたんぱく質をおつまみから摂取したい。

→P48

Rule 3 休肝日を設ける

連続的にアルコールを摂取すると尿酸値は上がりやすくなる。最低でも週1日の休肝日を設ける。

→P46

Q 肥満解消には運動といいますが、時間がありません。

A 日常生活の中で消費カロリーを上げる工夫をする。

　減量するには、食事からの摂取カロリーを減らすと同時に、運動で消費カロリーを増やすと効率的です。

　しかし、食事制限はともかく、運動となると忙しくて時間がとれないという人もいるでしょう。運動するにはスポーツジムに通ったり、時間を割かなければと思うかもしれませんが、そんなことはありません。

　要は消費カロリーを増やすのが目的ですから、日常生活でこまめに体を動かせばよいのです（下図）。

ジムに通うだけが「運動」ではない

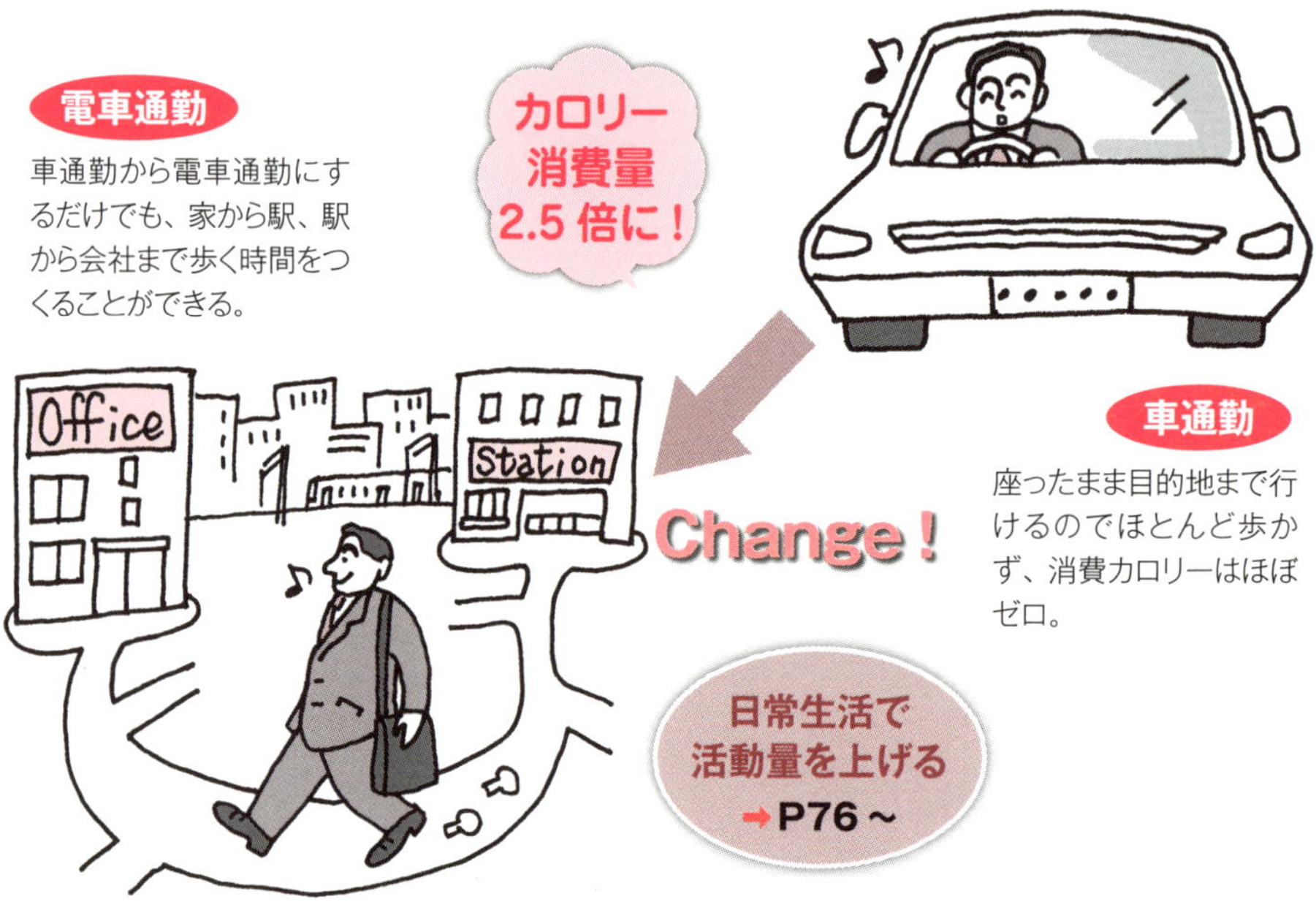

電車通勤
車通勤から電車通勤にするだけでも、家から駅、駅から会社まで歩く時間をつくることができる。
カロリー消費量2.5倍に！
Office
Station
Change！
車通勤
座ったまま目的地まで行けるのでほとんど歩かず、消費カロリーはほぼゼロ。
日常生活で活動量を上げる
➡P76～

Q 薬物療法が必要になるのはどんなときですか?

A 痛風発作があるときや、尿酸値が9mg/dℓを超えたときに検討する。

尿酸値を下げるには、食事や生活習慣の改善が治療の中心ですが、場合によっては薬が必要になることもあります。

尿酸値が 9 mg/dℓ以上の場合や、痛風発作がすでに起こっているときにはすぐに薬物療法に踏み切ることになります（下記参照）。

尿酸値を下げる薬には、尿酸の生成を抑えるタイプと、尿酸の排泄を促すタイプがあり、患者さんに合わせて使い分けます（P116 参照）。

薬物療法が必要になるケース

ケース1 尿酸値が9mg/dℓ以上になったとき

尿酸値が9mg/dℓを上回ると、痛風発作のリスクが高まるため、合併症がなかったとしても生活改善と同時に薬物治療も考慮する必要がある。

ケース2 尿酸値が8mg/dℓ以上で、合併症があるとき

腎臓の障害、尿路結石、糖尿病、高血圧症、脂質異常症、メタボリックシンドローム、虚血性心疾患、脳卒中がある場合には薬物療法を考慮する。

ケース3 痛風発作が起きたとき

尿酸値が7mg/dℓを超え、痛風発作や痛風結節（P13）がある場合には、生活改善とともに薬物療法を行う。痛風の発作が起きたときには、尿酸値を下げる薬ではなく、痛みをとる別の薬を用いる。

! 医師の処方をきちんと守る

尿酸値が下がったり、痛風発作が出ないからといって薬を中断すれば尿酸値はすぐに上がってしまう。医師に処方された薬はきちんと服用する。不安なことは医師に相談する。

Q 薬で尿酸値が下がるなら **運動や食事に気を遣わなくてよい？**

A 生活習慣の見直し＆薬物療法 ダブルで行えば効果が大きい。

食事制限や生活習慣の改善は、初めは面倒かもしれません。しかし、尿酸値を良好にコントロールするには薬物療法だけでは不十分です。そもそも尿酸値が高くなったのは、食事や生活習慣が原因です。ここを改めないかぎり尿酸値は下がりません。

また、薬物療法に加え、食事や生活習慣も改善するほうが薬の効きがよくなり、結果的に薬の量を減らせます。薬だけに頼らず、食事の注意や運動も継続することが大切です。

薬だけに頼らず生活の改善が重要

GOOD

生活習慣の見直し＆薬物療法

体重が減る

→ **薬の効きがよくなり、薬を減らせる**

体重が減ると薬の効きはよくなり、薬の量を減らせたり、薬を飲まなくても尿酸値の低い状態をキープできるようになる。

→ **尿酸値自体が下がる**

肥満を解消することによって尿酸値は低くなる。

→ **他の生活習慣病も防げる**

メタボリックシンドロームの予防、改善にもつながる。

BAD

薬物療法のみ

悪循環

薬をずっと飲み続ける

生活習慣は改善せず、薬の力だけで尿酸値を下げている場合。

↓

薬を中断すると数値が上がる

生活習慣を改善しないまま薬を中断してしまうと、すぐに尿酸値は上がってしまう。

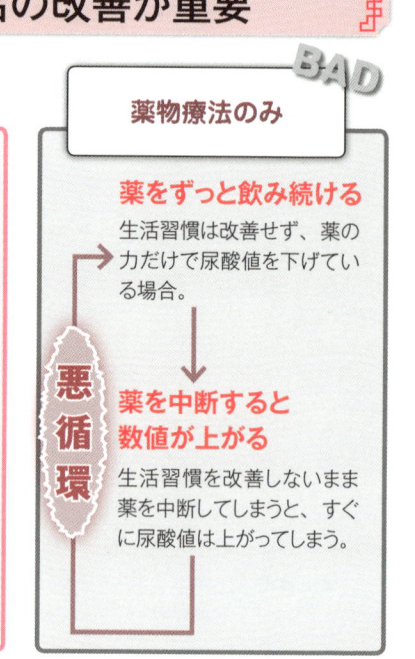

Q 痛風発作時に薬を飲んだら発作が悪化。どうして？

A 発作時に「尿酸値を下げる薬」を飲んでしまった可能性がある。

まず、正しく把握しておきたいのは、尿酸値を下げる薬と痛風発作の薬はまったく別だということ。

発作時に尿酸値を下げる薬を飲んでしまうと、かえって発作が悪化することがあります。発作が起こり、薬を服用するときは、くれぐれも間違えないように注意してください。

また、尿酸値を下げる薬を飲み始めてしばらく経つと、痛風発作が起こることがあります。発作時用の薬を飲むか、すぐに受診しましょう。

尿酸降下薬を飲んで発作が起きるケース

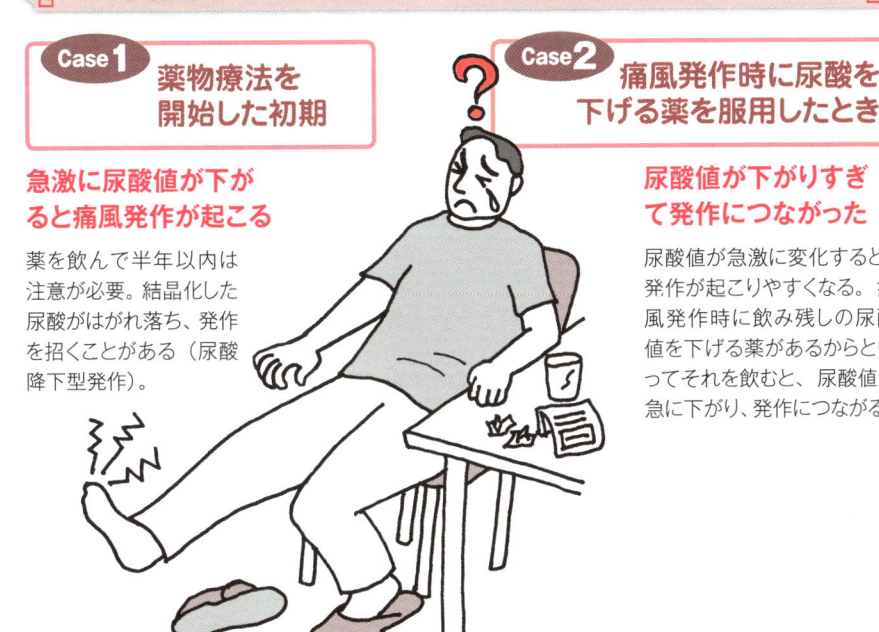

Case1 薬物療法を開始した初期

急激に尿酸値が下がると痛風発作が起こる

薬を飲んで半年以内は注意が必要。結晶化した尿酸がはがれ落ち、発作を招くことがある（尿酸降下型発作）。

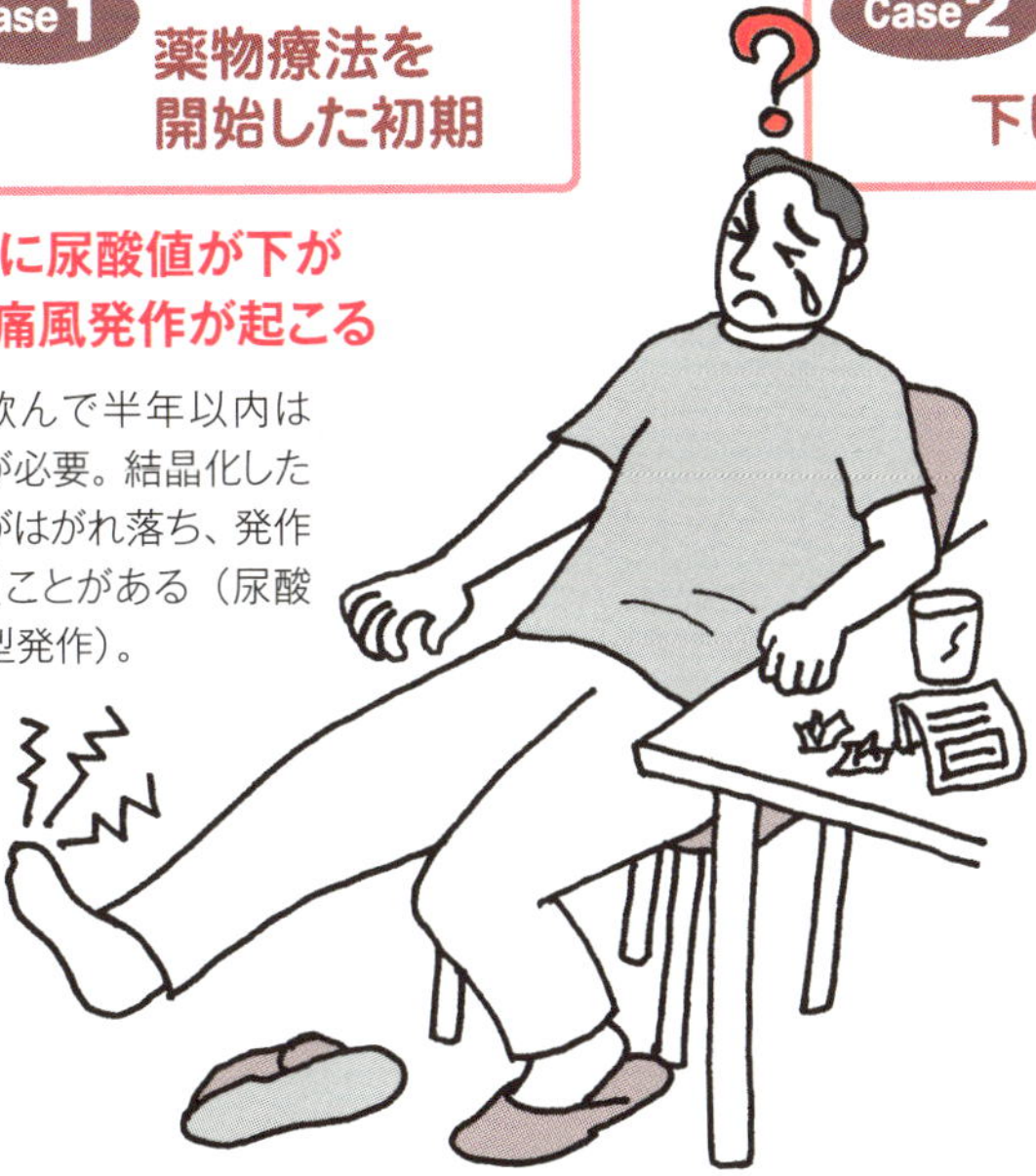

Case2 痛風発作時に尿酸を下げる薬を服用したとき

尿酸値が下がりすぎて発作につながった

尿酸値が急激に変化すると、発作が起こりやすくなる。痛風発作時に飲み残しの尿酸値を下げる薬があるからといってそれを飲むと、尿酸値が急に下がり、発作につながる。

Q 高尿酸血症は遺伝しますか?

A ある程度遺伝するが、遺伝以外の原因(生活習慣)も重要。

血清尿酸値の高さには、ある程度遺伝が関係します。また、腎臓の尿酸排泄機能も体質的に受け継がれやすいといわれています。

一方、家族(血縁者)では食事で同じものを食べたり、生活スタイルが似通ったりするため、その影響で尿酸値が高くなることがあります。

実際に、患者さんの家族には尿酸値が高い人がしばしば見られます。家族に尿酸値が高い人がいるときは注意したほうがよいでしょう。

家族は体質も生活習慣も似る

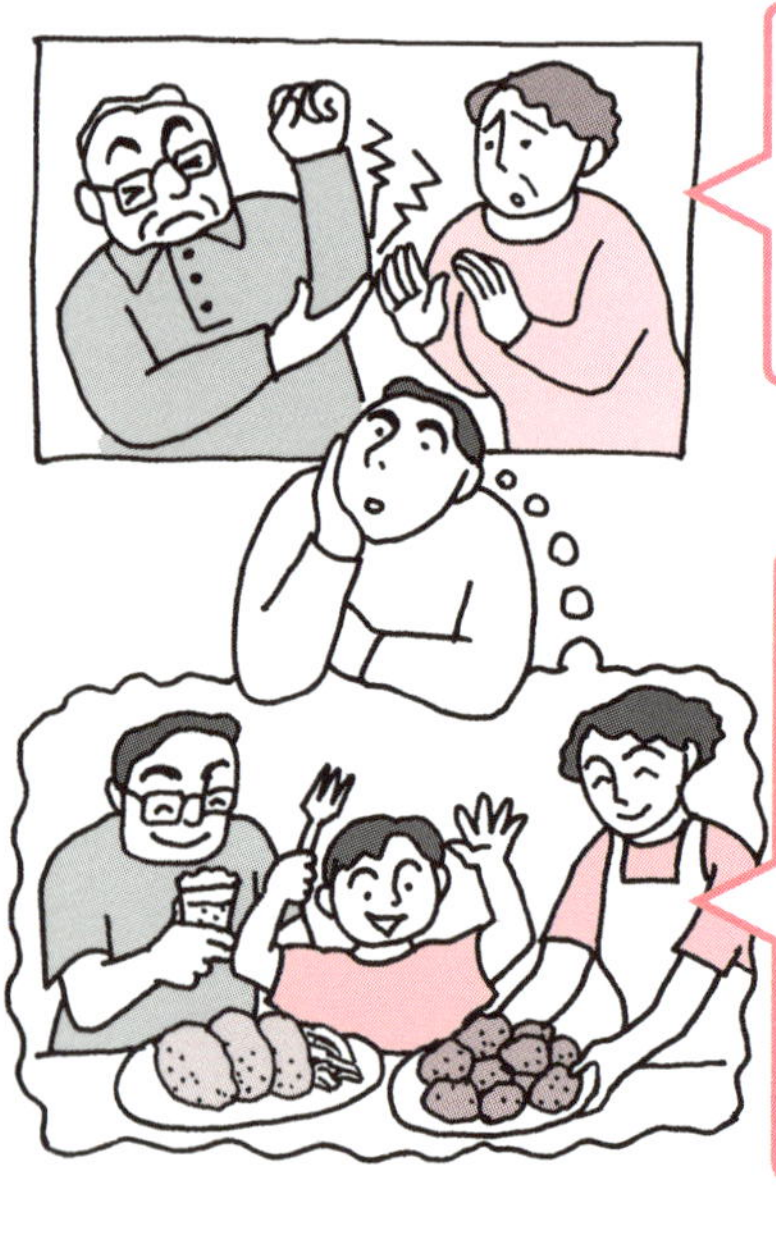

痛風の患者さんの30%は、血縁者に痛風の人がいる

痛風の患者さんの約3割は、血縁者に痛風患者がいるというデータがある。腎臓の尿酸排泄機能が体質的に遺伝することもある。

食生活や生活習慣は受け継がれやすい

家族の生活スタイルは体に染みつき、大人になってからもそれを続ける場合が多い。肉中心の高カロリーな料理を好む家庭で育つと、大人になってからもその食生活を続けやすい。

血縁者に高尿酸血症の人がいる場合は注意する

もし血縁者に高尿酸血症や痛風の人がいる場合は、生活習慣を見直して予防する。

PART 2

高尿酸血症・痛風を防ぐ!

尿酸値を下げる!特効ルール40

特効ルール　食事

尿酸値を下げる食習慣3大ポイント

高尿酸血症は、肥満と密接に関連しています。現在、高尿酸血症の食事療法としては、プリン体を含む食品の摂取制限よりも、摂取カロリーを減らして、減量することが主流になりつつあります。

食事の3大ポイントは「減量」「お酒」「プリン体」

高尿酸血症・痛風の治療で最も重要なのが、生活習慣の改善です。尿酸値は血圧や血糖値に比べるとコントロールがしやすく、特に数値の上昇が軽度の場合は、生活習慣を改めるだけで薬を使わずに尿酸値を下げることができます。中でも食生活の改善がカギを握っています。

尿酸値を下げるための食事のキーワードは3点あります。

まずは「減量」です。食事からとる総カロリーを減らすことを目指します。現在の高尿酸血症の食事療法は、プリン体の制限よりも、総カロリーを減らして減量をすることが主流になっています。

ふたつ目は「お酒」です。お酒は尿酸値を上げる原因となります。できれば禁酒したいところですが、飲む量や飲み方を工夫することで尿酸値を上げにくくできます。

そして3つ目が「食品に含まれるプリン体」です。プリン体の摂取をゼロにすることは無理ですから、賢くとるようにする、という心持ちでよいでしょう（P30参照）。

まずは自分の適正体重を確認する

適正体重＝身長（m）×身長（m）×22

<1日に摂取してよいカロリー>

適正体重（kg）× 25〜35（kcal）

自分の日常の運動量に応じてかける数字を変える（P50）。

バランスさえ気をつければ「食べてはいけないもの」はない

尿酸値を下げる食生活３大ポイント

1 全体のカロリーを減らす

尿酸値を下げるためには減量が欠かせない。食事全体のカロリーを少なくするのが減量への近道になる。

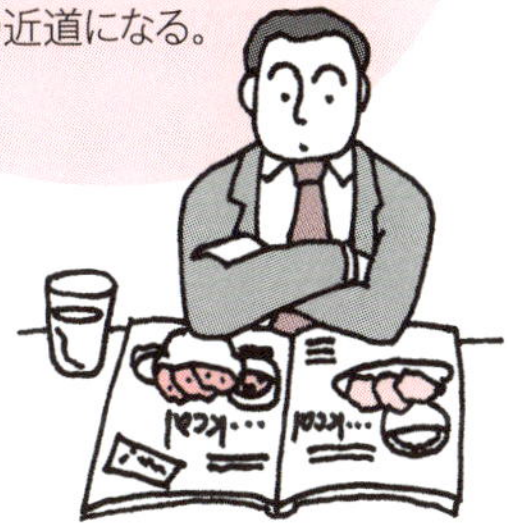

2 お酒とよい関係を築く

尿酸値を上げる原因となるお酒は、飲む量や飲み方に注意して、上手に付き合えば飲んでもOK。

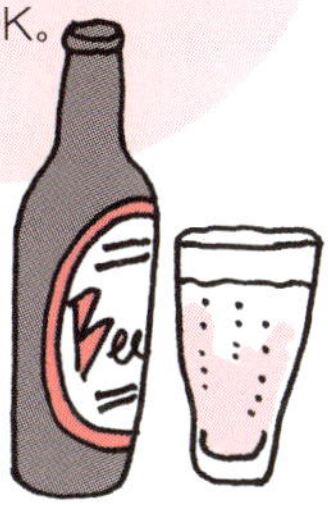

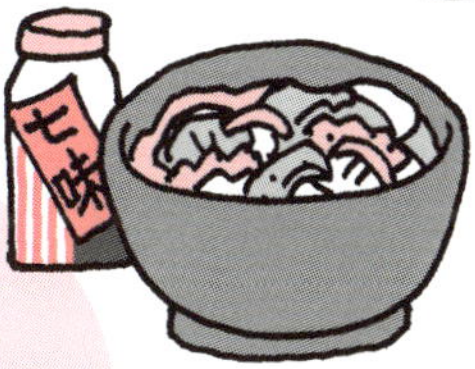

3 プリン体の多い食品は摂取量で考える

プリン体の多い食品は、とりすぎに注意さえすれば食べても構わない。１回の食事でとる量が少ない食材を選ぶ。

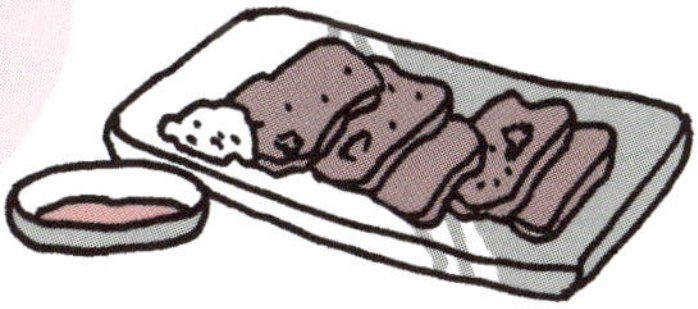

食事療法というと、あれはダメ、これもダメとたくさんの制限があって面倒だと思うかもしれません。

しかし、高尿酸血症や痛風の食事の注意点はあまり多くありません。上記の３大ポイントに留意し、全体的な摂取カロリーに気をつければ、禁止事項は少ないのです。

プリン体の制限についても、避けるべきなのはレバーなどの臓物類だけです。その他の食品は、食べすぎにさえ注意すれば禁止ではありません。何を食べるかより、食べ方の問題なのです。食事制限は生涯続けていくので、神経質に締めつけすぎるのは得策ではありません。

要は、食べすぎ、飲みすぎをやめて、尿酸値を下げる、結石（P122参照）をできにくくするといった食品を積極的にとるようにすれば、大きな問題はありません。

特効ルール　食事

ステーキやエビは「絶対禁止」ではない

プリン体は尿酸のもととなる物質で、食品にも含まれています。プリン体を多く含む食品は、とりすぎは禁物です。１食あたりのプリン体の量がどれくらいかを知っておくと役に立ちます。

「高プリン体食品」は1食あたりの量を意識する

プリン体はほとんどの食品に含まれており、一切摂取しないというのは不可能です。また、プリン体は代謝の過程で体内で生成される量のほうが多く、食品からの摂取は全体の約10～15％程度に過ぎません。

プリン体を目の敵にするより、むしろ全体的な摂取カロリーを制限したほうが尿酸値を下げる効果が高いのです。とはいえ、プリン体をまったく気にしないでよいわけではありません。

プリン体を多く含む食品は、肉、レバーなどの臓物類、魚などです。共通するのは〝細胞が多いもの〟という点です。プリン体は細胞の核に

「100g」といってもこんなに違う

プリン体が多く含まれる食材
＜100g あたりのプリン体の量＞

100gあたりに含まれるプリン体が200mg以上の食品を「高プリン体食品」という。

100g あたり

肉　類

豚レバー	牛レバー	鶏レバー
284.8mg	219.8mg	312.2mg

魚介類（生）

カツオ	大正エビ	サンマ
211.4mg	273.2mg	154.9mg
スルメイカ	いさき白子	明太子
186.8mg	305.5mg	159.3mg

魚介類（乾燥）

ちりめんじゃこ	マイワシ干物	干しエビ
1108.6mg	305.7mg	749.1mg
煮干し	かつおぶし	
746.1mg	493.3mg	

1食あたり

1食で考えてみると……

1食あたりのプリン体が多い食品

豚レバー（80g）**227.8mg**

牛レバー（80g）**175.8mg**

鶏レバー（80g）**249.8mg**

カツオ（5切れ・80g）**169.1mg**

スルメイカ（100g）**186.8mg**

マイワシ干物（80g）**244.5mg**

1食につき、食べる量が増えがちな食品は、プリン体も多く含まれる。とりすぎに注意。

1食あたりのプリン体が中程度の食品

大正エビ（50g）**136.6mg**

いさきの白子（30g）**91.7mg**

1食あたりのプリン体が少ない食品

明太子（20g）**31.9mg**

干しエビ（2g）**15.0mg**

かつおぶし（1g）**4.9mg**

煮干し（2g）**14.9mg**

ちりめんじゃこ（2g）**22.2mg**

1食あたりにとる量が少なければ、高プリン体食品であっても影響は少ない。「だし」をとるときなどは神経質にならなくてOK。

1食あたりの摂取量で考えよう

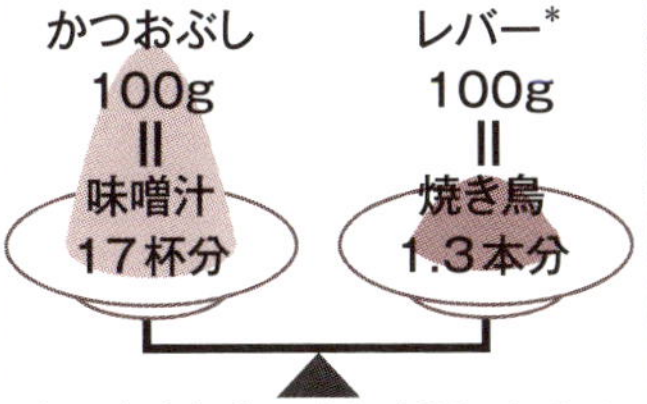
かつおぶし
100g
＝
味噌汁
17杯分
レバー*
100g
＝
焼き鳥
1.3本分

かつおぶしを一度に100gとることはまずないが、レバーは焼き鳥を2本食べれば100gを超える。1食あたりどのくらい食べるかを考えるとわかりやすい。

*レバーなど内臓類はプリン体が特に多い。これらは避けるようにする。

含まれているからです。

食べ方のコツは、重さで判断することです。上のように、プリン体の含有量が多くても1食あたりの量が少ないものもあれば、逆もあります。

たとえば、牛リブロースは1人前あたり59.5mgのプリン体を含んでいます。たくさん食べればプリン体も多くとることになりますが、1人前にとどめておけば、プリン体の量はそこまで増えません。

食後の水分補給を習慣にし、尿酸排泄を促す

高尿酸血症、痛風の人は、尿路結石になるリスクも高くなります。水分補給をして尿を出すことによって、尿酸の排泄を促し、尿の酸性化を防止して尿路結石を防げます。

水分が不足すると尿の中での尿酸濃度が高まる

尿酸値が高い人は、意識して水分を補給することが大切です。

理由は、尿量を増やして尿酸の排泄を促すためと、合併症の尿路結石を予防するためです。体が水分不足になると、尿が濃くなり、尿の酸性度が強くなり、結石ができやすくなるのです。

重い腎臓病や心臓病で水分の摂取を制限されているのでなければ、こまめに水分を補給しましょう。

特に、夏場は汗をかくと体の水分が大量に失われるので、汗をかいたら必ず水分をとることが大切です。

そのほか、運動の前後やお酒を飲むとき、エアコンの効いた室内に長時間いるときなど（左図参照）は、体が水分不足になりやすいので補給を心がけてください。

なお、水分は食事からも摂取できるので、1日3食をきちんととることも水分補給につながります。

こんなときは水分補給を

1 運動するとき

汗をかくと、体が脱水症状になりやすい。スポーツドリンクなどではなく、こまめに水を飲む。

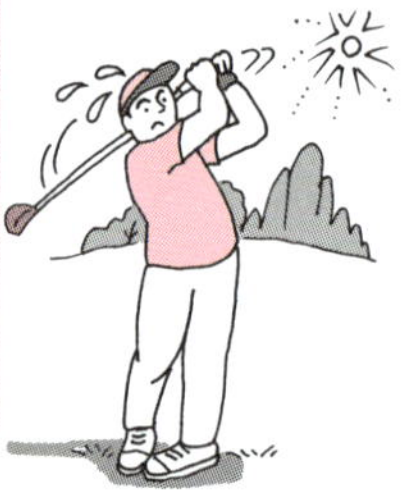

2 お酒を飲むとき

チェイサーをはさみながら飲めばアルコールの排出が促され、飲みすぎも防止できる。

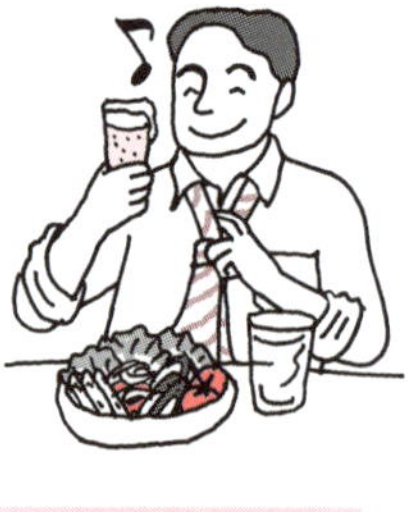

3 夏

夏は汗をかきやすい。外回りの営業などがある場合は、常に水を持ち歩くようにする。

4 エアコンの効いた部屋

エアコンによって、知らないうちに体が脱水状態になることもある。オフィスの中でも水分をとる。

尿量を1日2ℓ以上にするために、水かお茶でこまめに補給する

水分補給は、尿量を2ℓ以上に保つことが目的です。これまでとっていた水分にプラスして補給する必要があります。

ほとんどの人は、食事を含め、1日に約1ℓの水分を補給していますが、尿酸値が高い人はこれより多めにとるように意識しましょう。

なお、水分は一度に大量に飲むより、こまめにとったほうが吸収がよくなります。朝食、昼食、夕食後にそれぞれコップ1杯ずつ、分割して補給します。慣れるまでは、飲んだ量を忘れないように記録しておくとよいでしょう。

とる量を増やせば尿量も増える

POINT 1

尿を1日2ℓ出すのが目的

尿酸を排泄するために、尿の量を増やすことが大切。普段でも1ℓ程度は摂取しているので、それにプラスして水分をとるようにする。

POINT 2

水分は水かお茶。甘いものはNG

ジュースやスポーツドリンクの砂糖や果糖は尿酸値を上げる。飲むなら甘くないお茶か水を選ぶ。お酒は避ける。

食事の後にコップ1杯をプラスする

朝

起きたらまず1杯
朝食後に1杯プラス

眠っている間は水分がとれない。また寝ている間に汗をかくこともあるので、寝起きが最も水分不足の状態。

昼

昼食後に1杯プラス

こまめにトイレに行くことを心がける。

夜

夕食後に1杯プラス
寝る前に1杯

寝る前に大量に飲みすぎるとトイレに起きてしまうので、量を調節しよう。

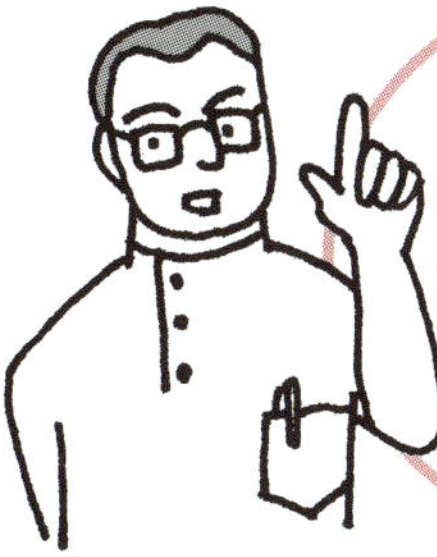

夏場はプラス2杯を意識

夏は汗をかいて、尿ではなく汗で水分が出ていってしまう。尿を2リットル出せるように、普段以上に多めに水分をとる。

特効ルール　食事

生野菜のビタミンCが尿酸排泄を促進する

ビタミンCには、尿酸の排泄を促す働きがあります。ビタミンCは野菜に多く含まれるので、野菜を積極的にとりましょう。食物繊維も含まれているため、食べすぎ防止にもつながります。

尿酸の排泄を助けるビタミンCは火を通さず生のままとりたい

ビタミンCを効率よくとる3つのコツ

POINT1

生の状態でとる

ビタミンCは熱に弱い。サラダなどにして、なるべく生の状態でとるのが望ましい。

POINT2

火を通したら煮汁まで飲む

ビタミンCは水溶性のため、水に溶け出しやすい。野菜中心で煮たら、煮汁まで飲む。

POINT3

果物はとりすぎない

果糖は尿酸値を上げやすいので、とりすぎには注意が必要（P40）。

ビタミンCを多く含む食材

生のままで

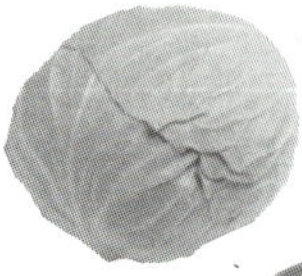

キャベツ

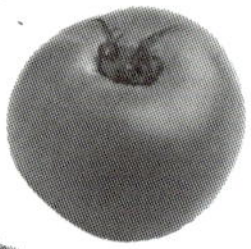

トマト

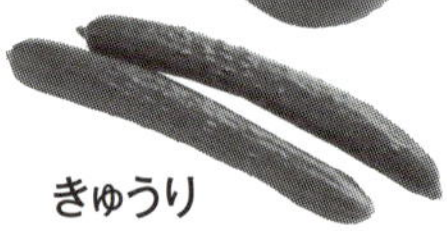

きゅうり

熱に強い

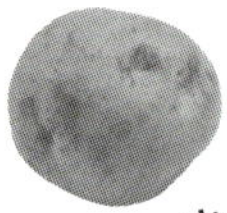

じゃがいも

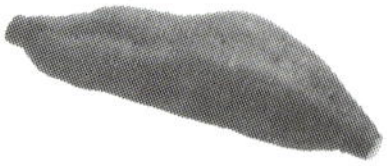

さつまいも

いも類に含まれるビタミンCは、火を通しても失われにくい。

ビタミンCには、腎臓での尿酸排泄を促す作用があるため、尿酸値が高い人は積極的にとりたい成分です。

ビタミンCは、野菜や果物に多く含まれていますが、特性を知って効率よく摂取しましょう。ビタミンCは水溶性なので、水洗いによって流れ出てしまいます。また、加熱調理でも損失します。調理の際は水にさらしたり、刻んで長時間放置したりしないようにします。加熱時間はできるだけ短時間にし、電子レンジを活用するとよいでしょう。

いも類に含まれるビタミンCは、でんぷんによって守られているので、比較的損失が少なくて済みます。

「まずはサラダ」の習慣をつける

野菜には食物繊維も豊富。食べすぎを防ぎ、減量につなげる

食事の際に、まずはサラダなど、野菜をとる習慣をつける。外食する際にサラダバーなどがあるお店を選ぶようにしてみよう。

空腹

OK　まずはサラダを1皿食べる

サラダを食べる際は、ドレッシングのカロリーに注意。ノンオイルのものや、不飽和脂肪酸（P66）が含まれるオリーブオイルならOK。

・満腹感が得られ、食べすぎないで済む

食物繊維がお腹の中でふくらみ、満腹感を得やすい。その後のメインの食事を食べすぎないですむ。

・コレステロールや糖質の吸収がおだやかになる

食物繊維には、メタボの原因となる悪玉コレステロールや糖質の吸収を抑える効果がある。メタボ対策にもよい。

NG　いきなり肉やご飯を食べる

お腹がすいているからといってご飯や肉など、自分が食べたいものから食べるのは避ける。

・体がカロリーを吸収しやすい状態になっていて太りやすい

空腹時、体は栄養を吸収しようとしており、カロリーも吸収しやすい。慌てて食べれば量も増えてしまい、肥満の原因に。

野菜はビタミンCがとれるだけでなく、減量にもおすすめです。まず、低カロリーなのでたくさん食べても摂取カロリーを抑えられます。また、食物繊維が含まれているので、よくかんで食べると満腹感を得やすく、食べすぎ防止にも役立ちます。さらに、野菜は尿をアルカリ性に保つ性質があるので、尿路結石の予防にもなります。

肉や魚を食べるときは、必ず野菜も一緒にとるようにすると尿酸値をコントロールしやすくなります。

尿酸値が高い人は肉料理を好み、野菜不足の傾向があります。偏った食事内容を見直し、意識して野菜を食べるようにしてください。上記のように食べる順番にも注意すると、尿酸値だけでなく、血糖値やコレステロールなどの脂質のコントロールもしやすくなります。

特効ルール 食事

食後のコーヒーが尿酸値を下げ痛風を防ぐ

コーヒーには、尿酸値を下げる効果があるということが研究からわかっています。休憩時や、水を飲むのに飽きたときにはコーヒーを飲む習慣をつけるとよいでしょう。

コーヒーを飲んで痛風リスクを下げる

コーヒーは、高尿酸血症・痛風のある人におすすめの飲み物です。

下のグラフにもあるように、1日にコーヒーを6杯飲んでいる人は、痛風を発症するリスクが半分になるというデータがあるのです。

現時点では、コーヒーに含まれるどの成分に効果があるのかはわかっていませんが、紅茶や緑茶にはその働きがないことからカフェイン以外の成分だと考えられています。

では、高尿酸血症や痛風がある人はコーヒーをたくさん飲めばよいかというと、そう単純ではありません。

コーヒーには結石の原因となる「シュウ酸」も多く含まれているので、飲みすぎると尿路結石のリスクを高めてしまいます。すでに尿路結石の合併症がある人は、逆に飲みすぎないように注意しましょう。

飲み方としては、休憩時間や食後などにお茶の代わりに飲む程度がよいでしょう。減量中の人は、甘いジュースをやめてコーヒーを飲むようにすると摂取カロリーを減らすこともできます。

1日6杯のコーヒーで痛風リスクも下がる

コーヒーを飲む人のほうが痛風発症リスクが下がることがわかる。尿酸値を下げる効果があることもわかっている。

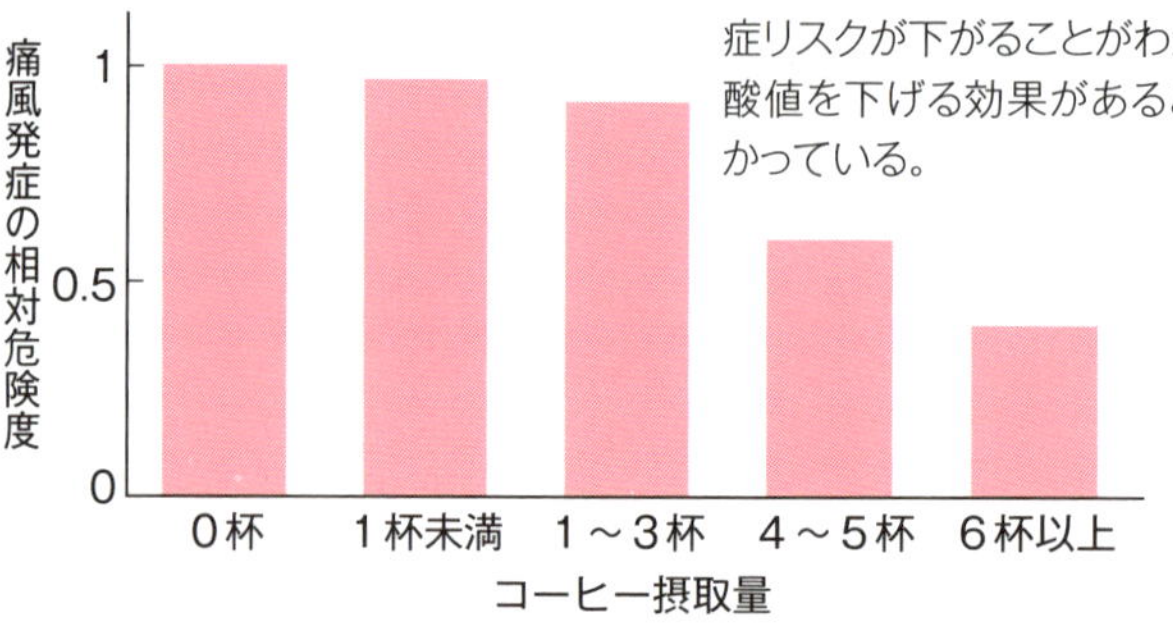

(Choiら,Coffee consumption and risk of incident gout in men; A prospective study. Arthritis Rheum 56: 2049-2055, 2007)

基本はブラック、加えるなら低脂肪乳にする

コーヒーを飲むときは、余分なカロリーをとらないためにもブラックコーヒーがおすすめです。

特に、砂糖のとりすぎは尿酸値を上げる原因にもなるので（P40参照）控えます。どうしても苦くて飲みにくいときは、甘味料のキシリトールなら尿酸値に影響しません。

なお、ミルクや牛乳は加えてもOKです。むしろ高尿酸血症・痛風の食事では、乳製品の摂取がすすめられます。牛乳に含まれるたんぱく質の一種であるカゼインとラクトアルブミンには、腎臓からの尿酸の排泄を促す作用があると考えられています（P38参照）。

減量中で脂質が気になるときは、低脂肪乳にするとよいでしょう。

適度に飲めばリフレッシュも

低脂肪乳は加えてもOK

乳製品は尿酸値を上げないので、コーヒーに加えても問題ない。

お茶、水に飽きたらコーヒーを

水を飲み続けるのに飽きたら、気分を変えるためにコーヒーを飲んでもよい。食後の1杯もOK。

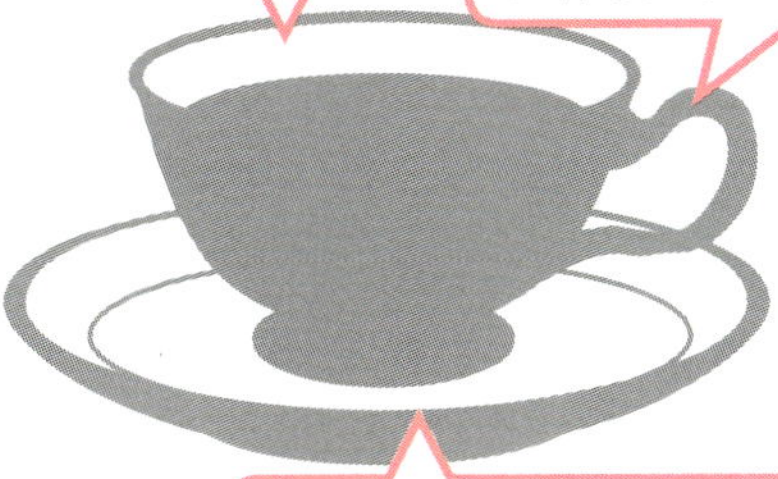

集中力を高める効果も

コーヒーに含まれるカフェインには集中力を高める効果がある。

尿路結石がある人はコーヒーを控える

コーヒーには「シュウ酸」が含まれる。シュウ酸は結石の原因になる物質なので、もともと結石のある人は摂取を控える必要がある。事前に医師に相談する。

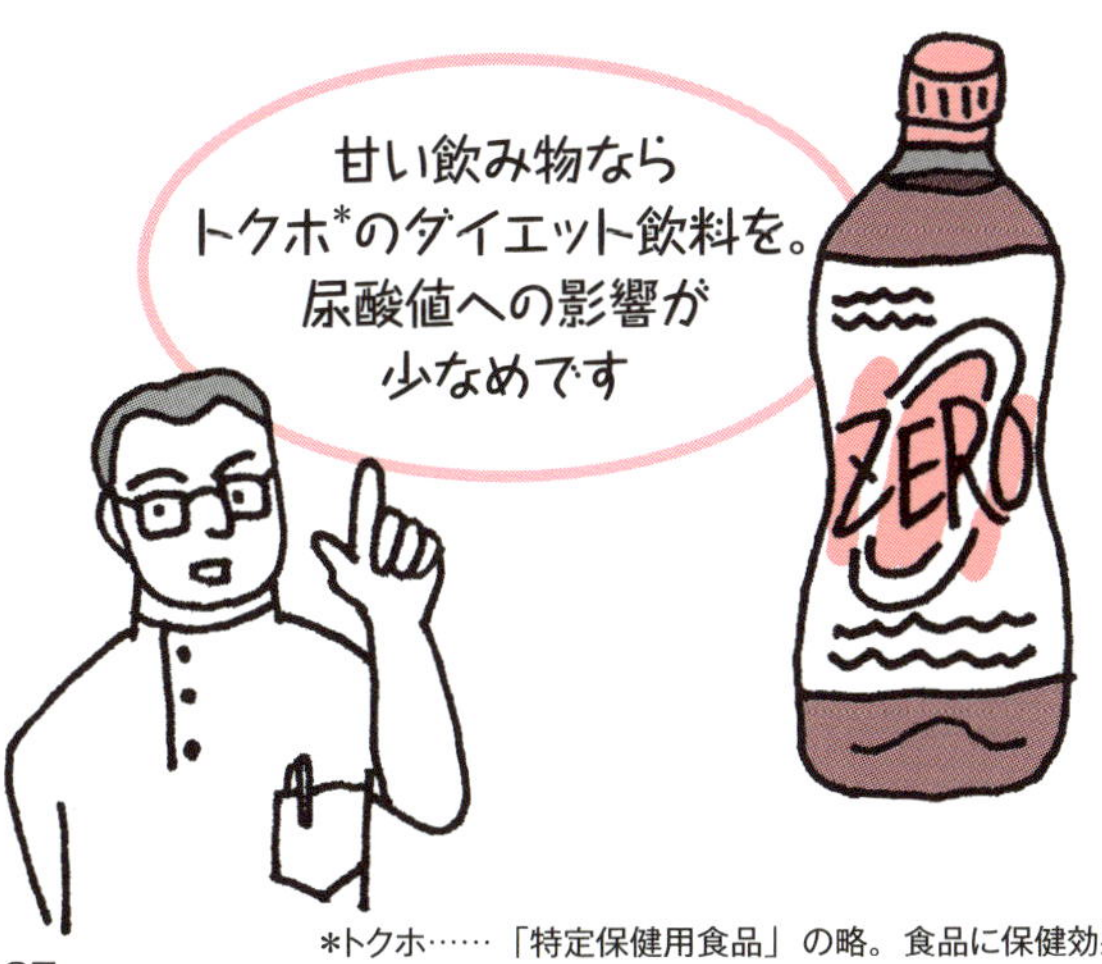
甘い飲み物ならトクホ*のダイエット飲料を。尿酸値への影響が少なめです
ZERO

*トクホ……「特定保健用食品」の略。食品に保健効果があるということを国から認可されているもの。

特効ルール 食事

コップ1杯の牛乳で尿酸値を下げる

牛乳やチーズ、ヨーグルトなどの乳製品には、含まれるプリン体が少ないだけではなく、尿酸値を下げて痛風発作を防ぐ効果があります。1日1品とるようにしましょう。

プリン体が少なく尿酸値も下げてくれる 乳製品を1日1品とる

乳製品が効く3つのポイント

1 プリン体含有量が少ない

牛乳のプリン体含有量は0mg。チーズなども少ない。

高プリン体食品と比べてみると…
鶏レバー
1食（80g）あたり
249.8mg

こんなに少ない!

チーズ（20g）
1.1mg

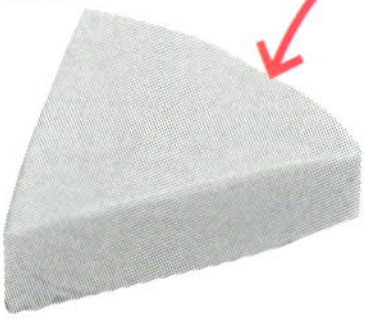

牛乳（1カップ）
0mg

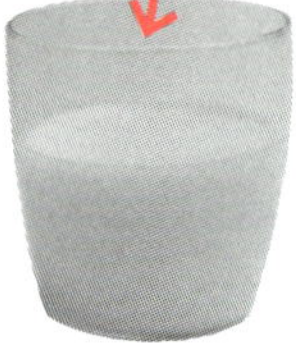

2 尿酸値を下げる効果あり

下のグラフは、乳製品と尿酸値の関係を調べた実験の結果。牛乳、チーズは1日1カップ以上、ヨーグルトは0.5カップ以上摂取した人が最も尿酸値が下がった。

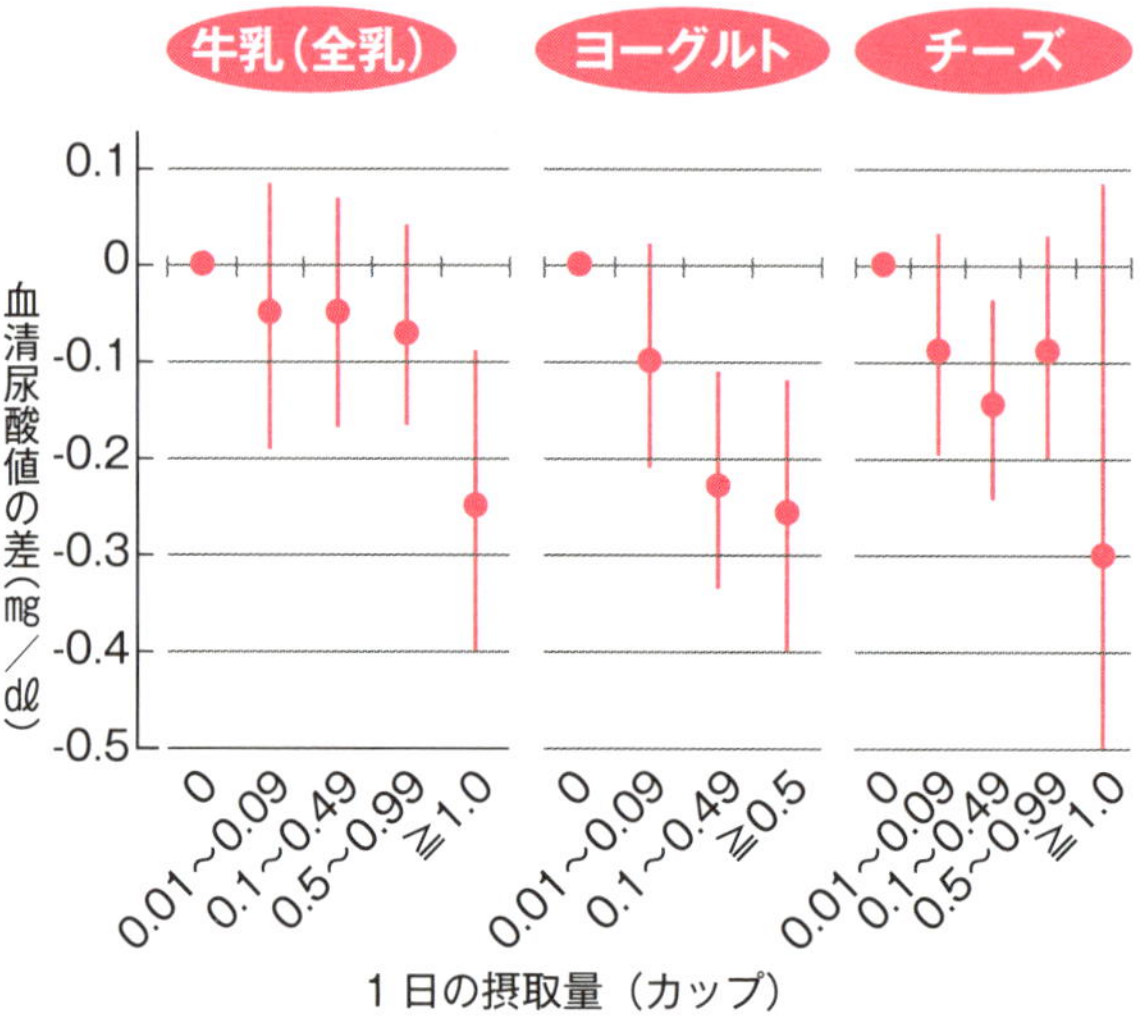

牛乳（全乳）
ヨーグルト
チーズ
血清尿酸値の差（mg／dℓ）
0.1
0
-0.1
-0.2
-0.3
-0.4
-0.5
0
0.01～0.09
0.1～0.49
0.5～0.99
≧1.0
0
0.01～0.09
0.1～0.49
≧0.5
0
0.01～0.09
0.1～0.49
0.5～0.99
≧1.0
1日の摂取量（カップ）

3 痛風の発症も抑える

スキムミルクや低脂肪乳は痛風発作の発症リスクを低下させることがわかっている。全乳に関しては有意な結果が出ていない。

グラフ出典：Choiら、Intake of purin-rich foods, protein, and dairy products and relationship to serum levels of uric acid: the Third National Health and Nutrition Examination Survey. Arthritis Rheum 2005;52:283-9

朝、昼、夜に乳製品を取り入れる

朝食

菓子パンで済ませていたものを…

手軽に食べられる菓子パンは、糖質も脂質も多く、とても高カロリー。肥満の原因になる。

シリアルにチェンジ!

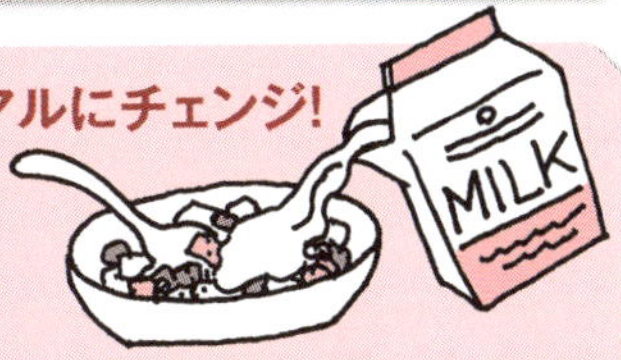

玄米などのシリアルに、牛乳をかけて食べればヘルシーで、乳製品もとれる。

昼食

コンビニ弁当だけだったものに…

弁当だけでは野菜が不足し、栄養も偏りがち。カップラーメンなどには心臓疾患のリスクを高めるとされる「トランス脂肪酸」も含まれる。

ヨーグルトをプラス!

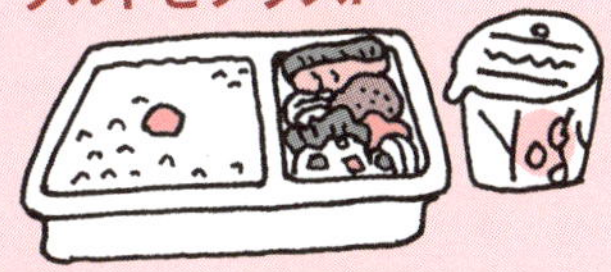

カップのヨーグルトなら手軽に買える。ただし、砂糖不使用のものを選ぶ。低脂肪ならさらによい。

おつまみ

鶏のから揚げを…

揚げ物は脂質が多い。フライドポテトなども同様。お酒を飲むと濃い味付けが欲しくなり、塩分もとりすぎてしまう。

チーズにチェンジ!

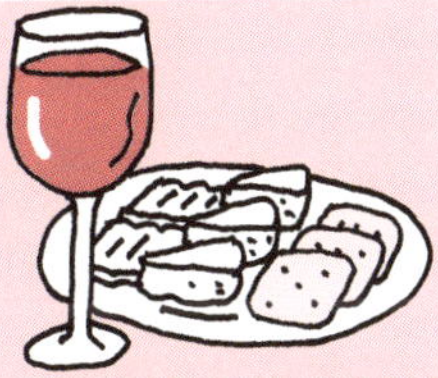

おつまみをチーズに替えれば揚げ物よりはカロリー控えめ。乳製品もとれる。ただし飲みすぎ、食べすぎには注意(P45)。

牛乳やヨーグルトなどの乳製品はもともとプリン体が少なく、高尿酸血症や痛風の人にはおすすめの食材です。また、それだけでなく、尿酸値を下げる働きや尿をアルカリ性にする働きも確認されており、積極的にとることがすすめられます。

右のグラフにもあるように、牛乳やヨーグルトを摂取している人たちは尿酸値が下がっており、痛風の発症も抑えられています。これは、牛乳や乳製品に含まれるカゼインやラクトアルブミンというたんぱく質の働きによるもので、腎臓からの尿酸の排泄が促されたことによります。

乳脂肪が気になるときは、低脂肪乳やスキムミルク、低脂肪ヨーグルトなどを選ぶとよいでしょう。チーズは特に脂質が多めなので、減量中なら低脂肪のカッテージチーズやリコッタチーズがおすすめです。

砂糖は尿酸値の敵。間食は無糖ヨーグルトに

間食は、できるだけしないことが減量への近道です。どうしても間食をしたい場合、甘いものには要注意。砂糖には尿酸値を上げる作用があるためです。

砂糖、果物に含まれる糖質はとりすぎると尿酸値を上げる

尿酸値を上げる食べ物というとプリン体が多い食材にばかり目が行きますが、油断ならないのが甘いお菓子や飲み物、そして果物です。これらに含まれるショ糖や果糖が尿酸値を上昇させてしまうのです。

ショ糖や果糖は糖質の一種です。糖質は、その構造の違いから単糖類や多糖類、二糖類などに分けられています。ショ糖は果糖とブドウ糖が結合した二糖類で、砂糖はショ糖の代表です。一方、果糖は単糖類です。

尿酸値を上げる仕組みは、ショ糖や果糖が分解されるときに、大量のATP（エネルギーのもと）を消費し、その影響でプリン体が増えるためであるとされています。

また、とりすぎたショ糖や果糖は脂肪として蓄えられ、肥満の原因にもなります。

果物はビタミンCや食物繊維も含むので、適量ならかまいませんが、食べすぎると逆効果になることを覚えておきましょう。

糖の分解で肝臓が多忙に

果糖

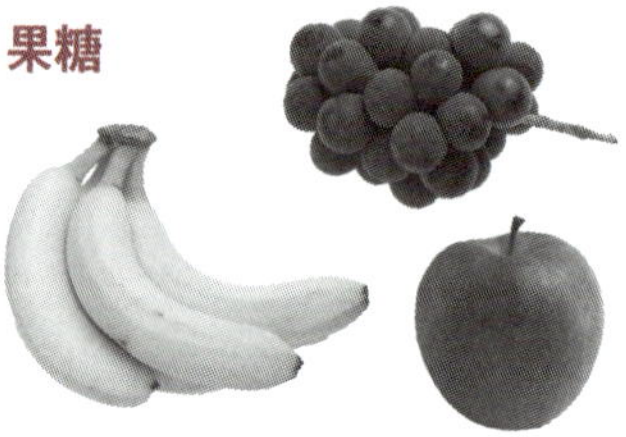

果物の甘みのもと

果物には果糖が含まれている。特に多いのはぶどう、りんご、バナナなど。

ショ糖

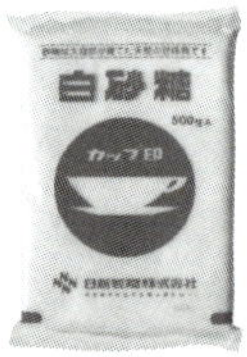

砂糖の主成分

過剰に摂取すると……

糖質の分解に肝臓がフル稼働し、尿酸がたまってしまう

間食をどうしてもしたければ ヨーグルトやチーズなど乳製品に

間食するなら尿酸値に効くものを

デザート派なら…

NG

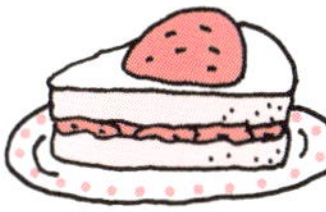

洋菓子

砂糖＋脂肪 ダブルの悪影響

洋菓子にはクリームの脂肪分や、砂糖が大量に使われており、肥満のリスクもある。

Change

OK

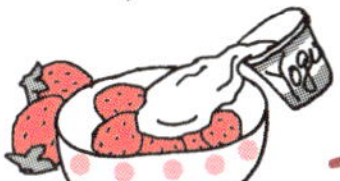

イチゴヨーグルト

乳製品で尿酸値を下げる。ビタミンCもとれる

イチゴは果物の中では糖質が比較的少ないうえに、ビタミンCが豊富。

口さみしいときは キシリトール入りガムもOK

砂糖は尿酸値を上げるが、人工甘味料のキシリトールは尿酸値には影響しない。口さみしいときにキシリトール入りのガムをかむのもひとつの方法。

塩辛い派なら…

NG

スナック菓子

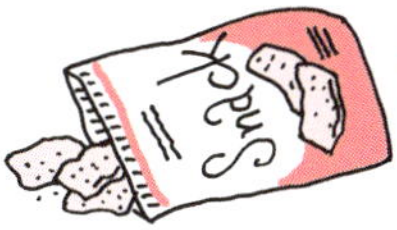

塩分が多く 脂質も多い

スナック菓子は油で揚げているものが多く、カロリーが高い。また、脂が酸化して体に悪影響を及ぼすこともある。

Change

OK

おつまみ昆布や 茎わかめ

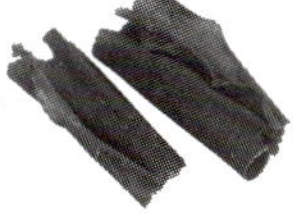

海藻類で尿を アルカリ化

尿のアルカリ化（P42）に役立ち、カロリーも低い。コンビニなどでも手に入る。ただし塩分が多いのでとりすぎには注意する。

小腹がすいたときや間食したいときは、砂糖が入った甘いものは避けます。特に減量中の人は、甘いお菓子類は制限したほうが無難です。

甘くないからといって、ポテトチップスなどのスナック菓子を食べるのもすすめられません。高カロリーのものが多く、太ると結局は尿酸値を上げてしまうことになります。

間食はしないに越したことはありませんが、どうしても食べたければ、ヨーグルトやチーズなどの乳製品がおすすめです。

特に、ヨーグルトは低脂肪で無糖の商品も多く、少量パックのものもあります。

キシリトールのガムやあめは、少量ならOKです。ただ、尿酸値に影響しないとはいえ、食べすぎると血糖に影響するといわれているので注意しましょう。

特効ルール 食事

海藻、きのこ、野菜で尿をアルカリ化

尿酸値が高いと尿が濃くなり、酸性に傾きやすくなります。すると、尿路結石のリスクが高まります。尿をアルカリ化してくれる食品である野菜などは、健康面でのメリットが多いので、積極的にとりましょう。

尿をアルカリ化させる食品をとって尿路結石を予防する

健康な人の尿は弱酸性ですが、高尿酸血症・痛風のある人は尿が酸性になりやすい傾向があります。そして、酸性の度合いが強くなるほど、尿酸が溶けにくくなります。

尿の酸性度が高い状態が続くと尿酸が結晶化して石ができ、尿路結石（P122参照）が起こりやすくなります。高尿酸血症の人に尿路結石の合併症が多いのはこのためです。

尿路結石を予防するには尿の酸性化を改善すること、つまりアルカリ性に変える必要があります。

尿の性質は普段食べるものによって影響されやすいので、尿をアルカリ性にする食材を取り入れた食生活に切り替えると効果的です。

酸性尿で尿路結石に

<尿の酸性度（pH《ペーハー》）>

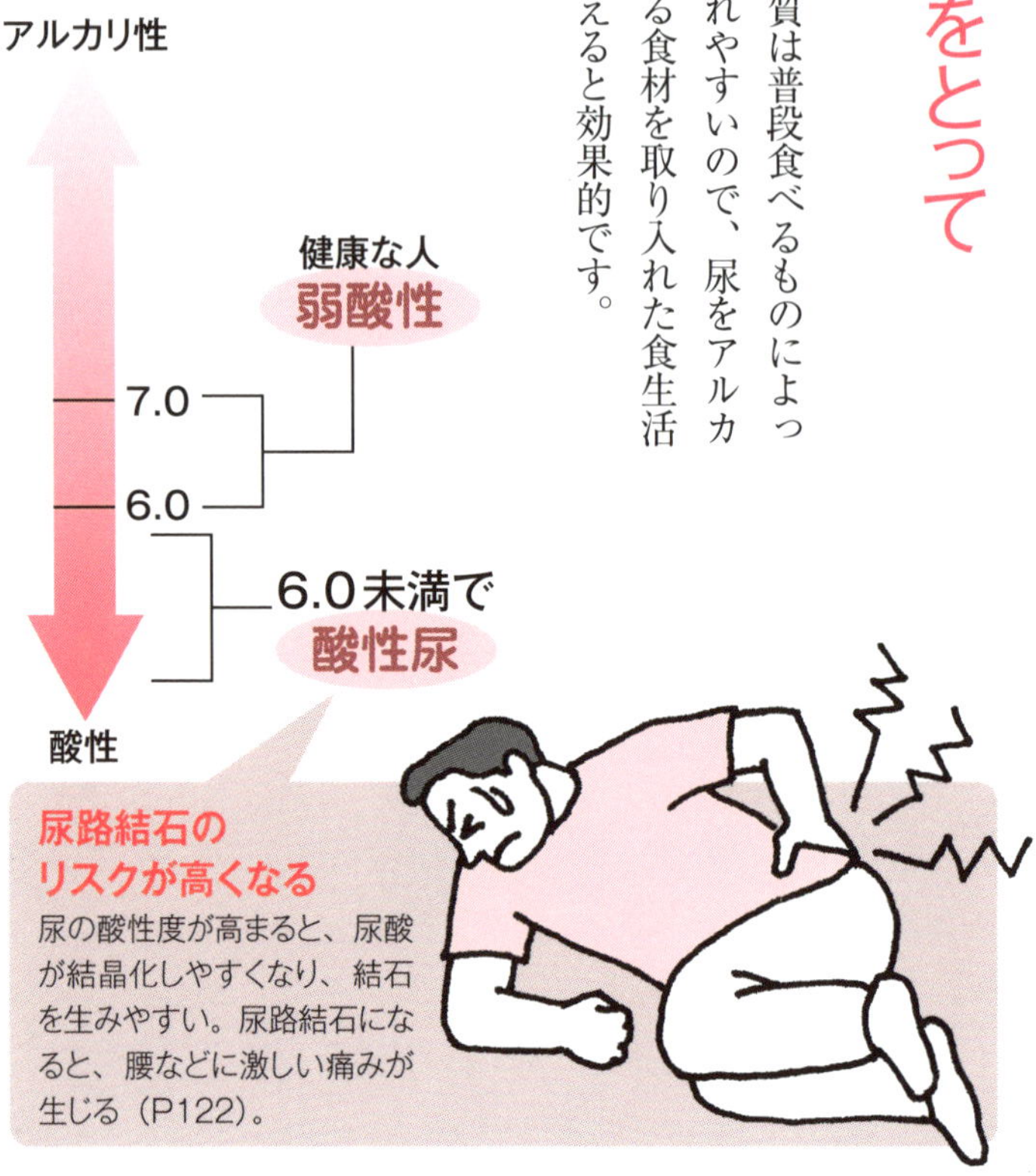
アルカリ性
健康な人
弱酸性
7.0
6.0
6.0未満で
酸性尿
酸性
尿路結石のリスクが高くなる
尿の酸性度が高まると、尿酸が結晶化しやすくなり、結石を生みやすい。尿路結石になると、腰などに激しい痛みが生じる（P122）。

尿のアルカリ化を促す海藻、野菜、きのこをたっぷりとるよう心がける

野菜ときのこと海藻はいいことづくし

尿をアルカリ化させる食材は、それ以外にもさまざまなメリットがある。

野菜

汁まで飲めばビタミンCも

野菜にはビタミンC（P34）が豊富。肉が入っていない鍋なら煮汁まで飲んで、溶け出したビタミンもとる。

海藻

食物繊維やミネラルも豊富

海藻は食物繊維が多く、低カロリーなので、満腹感を得るのに適している。人間が自力で合成できないミネラルもとれる。

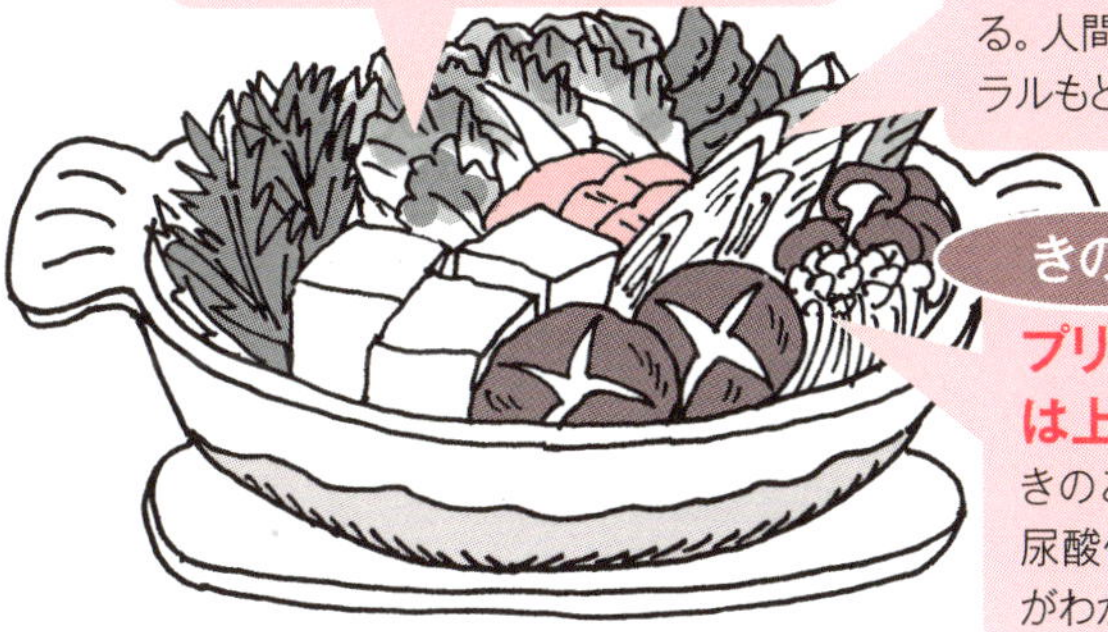

きのこ

プリン体が多いが尿酸値は上げない

きのこ類はプリン体が多いが、尿酸値には影響を与えないことがわかっている。メタボ対策にも効果的とされる。

その他に尿をアルカリ化しやすい食品

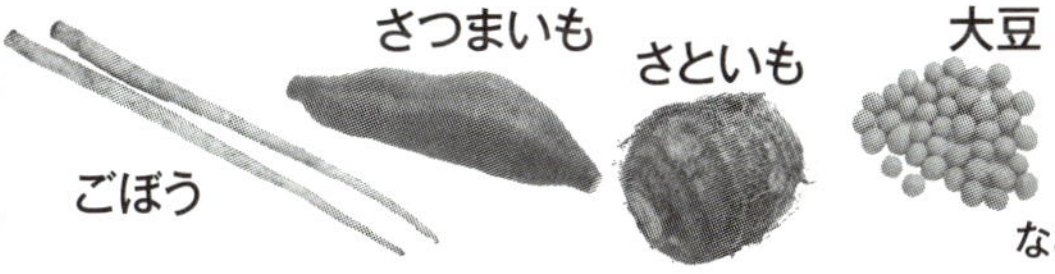

尿をアルカリ化するには、わかめやひじき、昆布などの海藻類、しいたけやエリンギなどのきのこ、そして野菜全般がおすすめです。

これらはいずれも尿のアルカリ化に役立つだけでなく、低エネルギーで食物繊維が多いので減量中でも安心して食べられます。また、多種類のビタミンやミネラルも含まれているので、栄養バランスを整えるうえでも積極的にとりたい食材です。

減量中は調理法にも気を配り、余分な脂質をとらないように鍋にするとよいでしょう。加熱調理をするとカサが減るので、たっぷり食べられます。食物繊維によってお腹の中でふくらむので、満腹感を得やすく、食べすぎを防ぐのにも役立ちます。

肉や魚は尿の酸性度を高めるので、食べるときは必ず海藻やきのこ、野菜と組み合わせるようにします。

特効ルール　食事

お酒は適量を守って上手に付き合う

高尿酸血症、痛風のある人にとって、お酒との付き合い方は注意が必要です。アルコールには尿酸の生成を促し、排泄を妨げる働きがあるため、きちんと適量を守るようにしましょう。

ビールだけでなく お酒全般が尿酸値を上げる原因

高尿酸血症や痛風のある人のほとんどはお酒が好きで、普段からよく飲む人が多いのですが、尿酸値を下げるにはこれまでどおりの飲み方はやめなければいけません。

理由は、お酒を飲むと肝臓で代謝されるときに尿酸が生成されるからです。また、アルコールを分解する過程で発生する乳酸が、腎臓からの尿酸の排泄を邪魔してしまうため、尿酸値が上がってしまうのです。

では、高尿酸血症や痛風のある人は絶対に禁酒かというと、必ずしもそうではありません。尿酸値の高さと合併症の有無やその病状にもよりますが、適量であればお酒を飲んでもかまいません。

逆をいえば、適量を守って飲む必要があります。お酒の種類によって「適量」は異なるので、きちんと上限を知ったうえで、量を調整していきましょう（左図）。

ここまでなら飲んでOK

お酒は種類によって「適量」が異なる。それぞれの適量は以下のとおり。

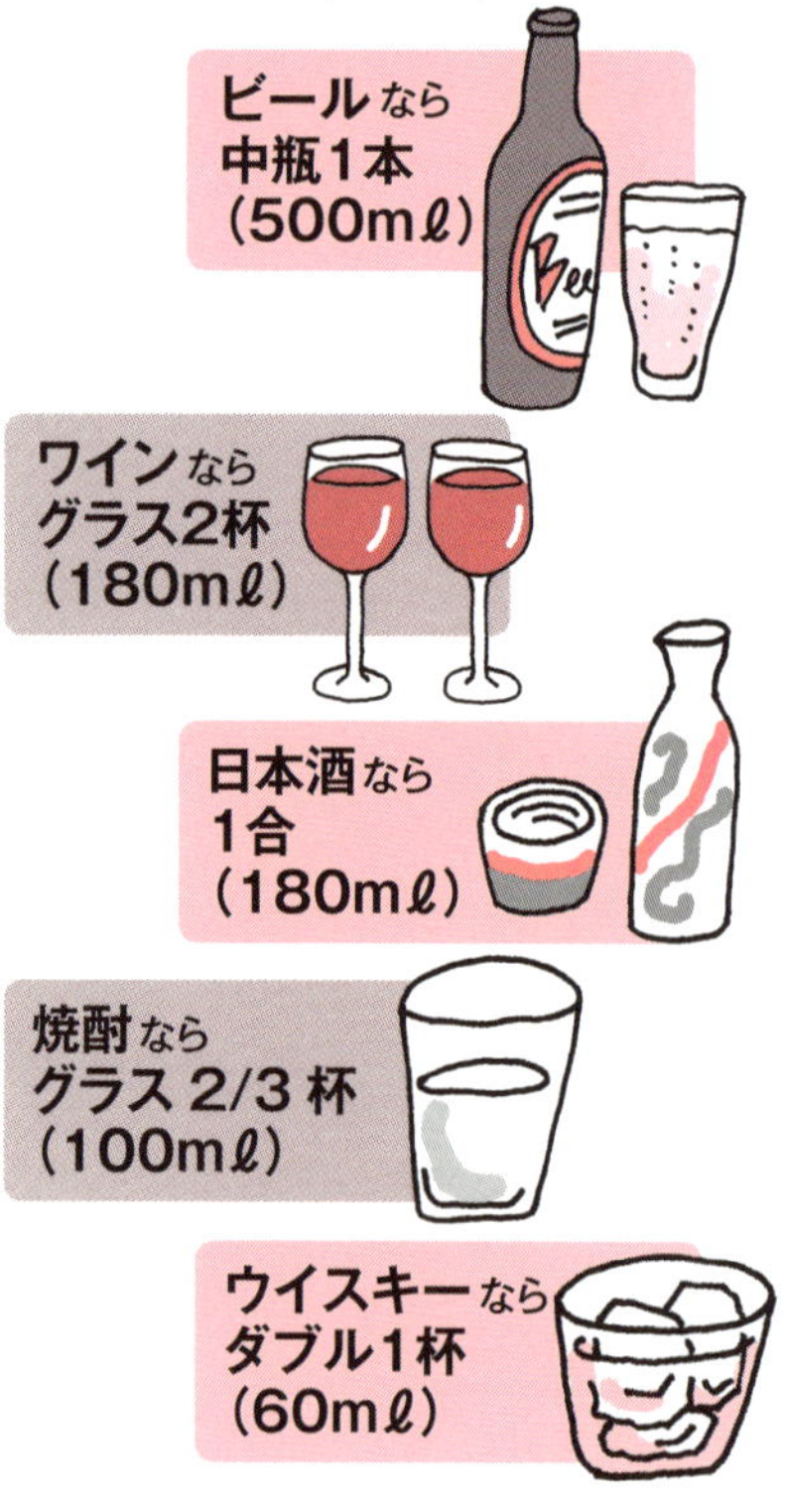

ビールなら
中瓶1本
(500mℓ)
Bee
ワインなら
グラス2杯
(180mℓ)
日本酒なら
1合
(180mℓ)
焼酎なら
グラス 2/3 杯
(100mℓ)
ウイスキーなら
ダブル1杯
(60mℓ)

禁酒が無理なら「適量」を守って賢く付き合う

高尿酸血症や痛風のある人は、ビールを飲んではいけないとよくいわれます。

確かにビールはお酒の中でもプリン体が多く、痛風との関係性も強いことがわかっています。また、ビールは喉越しがよく、量が増えがちなのも問題です。

上のように飲む順番を工夫します。「とりあえずビール」というのをぐっと我慢することがポイントです。そうすることで適量を守ることができ、飲みすぎを防げるでしょう。

「とりあえずビール」をやめる

お酒を飲むときのモデルケースを紹介。お酒の中でプリン体が多いビールは、なるべく避ける。

STEP1
まずはお冷を頼んで水分補給

STEP2
つまみを食べる
つまみのメニューに注意。ひじきの煮物、海藻サラダや冷や奴などがおすすめ（P48）。

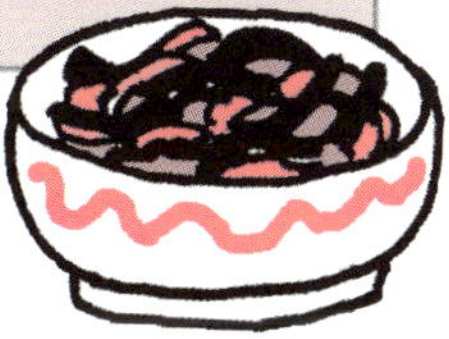

STEP3
ワインをグラス1杯飲む
ワインはプリン体が少ない。グラスワインを1杯。赤ワインは時間とともに味がおいしくなるのでゆっくり楽しめる。

STEP4
つまみにチーズを
乳製品は尿酸値を下げる効果がある。ワインにも合うのでおすすめ。

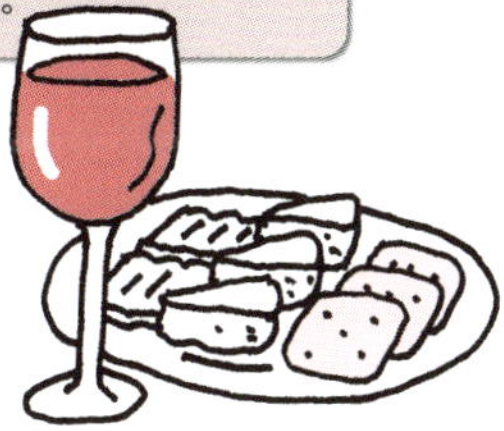

STEP5
ビールを小瓶で
どうしてもビールが飲みたければ最後に少しだけ。ビールはゴクゴク飲めてしまい、量が増えがちなので注意。

ビールの中でも「地ビール」はキケン

一般に、国産の大手酒造メーカーのビールは多少の差はありますが、高プリン体というほどではありません。

しかし、地ビールには酵母が多いものがあり、平均的なビールの約2倍のプリン体が含まれているものもあります。なるべくなら地ビールは避けたほうが無難でしょう。

特効ルール 食事

週1日は休肝日を設けて飲酒量を減らす

お酒を飲む量を調節するために、飲まない日（休肝日）を設けましょう。休肝日をつくることによって、飲酒量が減り、肝臓を休めることができます。まずは週1日から始めます。

理想は週2日の休肝日。まずは週1日から始める

毎日飲酒すると尿酸値はすぐに上がってしまううえに、痛風発作を起こすリスクが高くなることがわかっています。そこで必要なのがお酒を飲まない日＝「休肝日」です。

休肝日を設けると、飲酒の総量を抑えることができます。それによって、尿酸値の上昇をある程度抑えることができます。

また、休肝日をつくることは、尿酸値だけでなく、肝機能の低下や消化器疾患の予防のためにも有効です。

さらに、減量にも役立ちます。たいていお酒を飲むときは、食べすぎる傾向があるからです。酔ってしまうと食事制限がおろそかになり、お酒も適量でやめられず、エネルギー過多になることが多いので、お酒を飲まなければ必然的に食べる量も減らすことができます。

理想的な休肝日は週2日です。しかし、節酒の指示をするととても守れないと思う患者さんが多いのも事実です。どうしても難しい場合は、週1日からでもかまいません。まずは、始めてみることが大切です。

お酒のカロリーにも注意する

アルコールによる尿酸値を上げる作用だけではなく、お酒そのもののカロリーも忘れてはならない。飲みすぎは、肥満にもつながる。

<お酒のカロリー一覧表>

ビール 300mℓ（小瓶約1本）	120kcal
ワイン 100mℓ（グラス1杯）	73kcal
ウイスキー 30mℓ（シングル）	71kcal
ウォッカ 30mℓ（シングル）	72kcal

自分にとって「休肝しやすい日」を見つける

毎週固定の曜日を設定するのではなく、予定に合わせて柔軟に対応したほうがストレスが少ない。

平日に付き合いで飲むことが多いなら…

週末に出かけて飲む機会が多いなら…

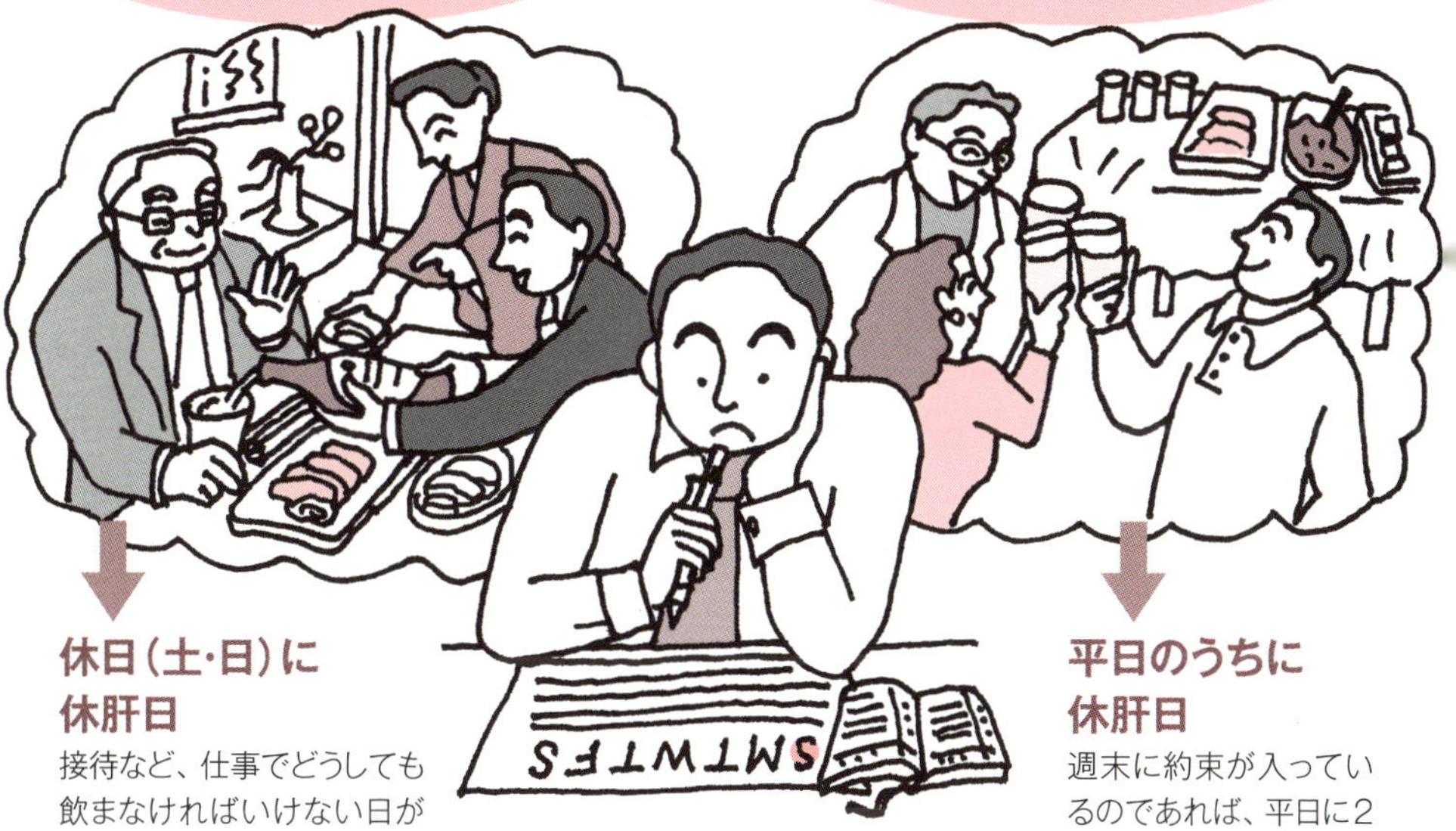

休日（土・日）に休肝日

接待など、仕事でどうしても飲まなければいけない日があるのであれば、休みの日を休肝日に設定する。

平日のうちに休肝日

週末に約束が入っているのであれば、平日に2日、休肝日を設ける。

それでも無理なら……

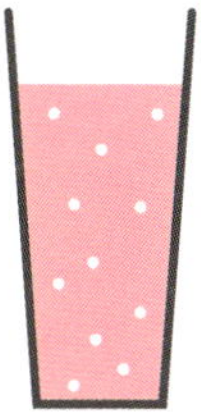

炭酸水

ビールが飲みたい！ と思ったら無添加の炭酸水を飲む。お腹がふくれて満足できる。レモンを入れて、味の変化を楽しんでもよい。

ノンアルコールビール

ノンアルコールなら尿酸値は上がらない。ただし、カロリーはあるので飲みすぎには注意。

休肝日の設定は、曜日で決めるよりも自分のスケジュールに合わせたほうが長続きします（上図）。予定を見ながら、週のうち、いつを休肝日にするかを決めるとよいでしょう。仕事の都合などで予定どおりに休肝日を守れなかったときは、翌日に振り替えるようにして必ず飲まない日を設けることが大切です。

なお、翌日が休肝日だからといっていつもよりたくさん飲んでよいわけではありません。飲酒量は44ページの適量を必ず守ってください。

特効ルール　食事

ひと口飲んだらチェイサーをふた口飲む

お酒を飲む際には、飲みすぎを防ぐために気をつけたいポイントがあります。また、つまみを工夫することによって、肥満や、尿酸値が上がるのを防ぐようにします。

水分補給を欠かさなければアルコールを排出できる

尿酸値を上げず、上手にお酒を飲むには、上の3つの点を守りましょう。特に、水分補給は大切です。

お酒好きの人は、お酒だけを飲み続けてしまいがちですが、尿酸値の上昇を抑えるには水分をとり、いち早くアルコールが排出されるようにしましょう。**お酒をひと口飲んだら、水をふた口飲む習慣をつけます。**

食べすぎにも要注意です。また、**お酒に合う食べ物やつまみには、プリン体の多いものがあります。**焼き肉やモツ煮込み、レバー（特に鶏）などを避け、尿酸排泄を促す食材（P34参照）、尿のアルカリ化を促す食材（P42参照）を中心に選びます。

お酒の飲み方　鉄則3か条

鉄則①

飲みすぎ防止

ゆっくり飲む

一気にごくごくと飲むと、自然とお酒の量も増えてしまうもの。会話を楽しみながら、ゆっくり飲む。

鉄則②

吸収をおだやかに

空腹で飲まない

空腹での飲酒は、アルコールの吸収が高まり、尿酸値を上げやすくなる。必ずつまみ（左ページ）と一緒に飲む。

鉄則③

脱水症状で尿が濃くなるのを防ぐ

ひと口飲んだら水をふた口飲む

水分が不足すると尿が濃くなり、尿酸の濃度も高まる。水分補給をすることで、アルコールの排出もしやすくなる。

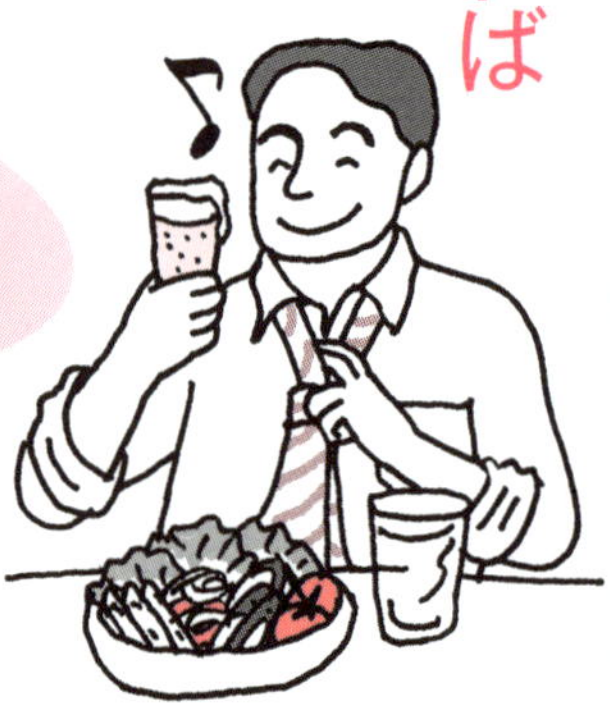

つまみには海藻類やチーズを

OK

尿酸値に効くメニュー

ビタミンCがとれるサラダ、尿酸値を下げるチーズなどの乳製品、尿のアルカリ化を促す海藻類がおすすめ。

ビタミンCで尿酸排出
(P34)

サラダ

尿酸値を下げる
(P38)

チーズなどの
乳製品

尿をアルカリ化
(P42)

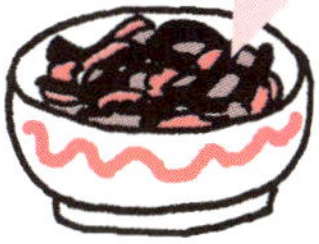

ひじきの煮物やわかめの
酢の物などの海藻類

低カロリーなメニュー

お酒を飲むとき、味の濃い脂っこいものを食べたくなるが、以下のつまみを選べば、カロリーオーバーを防げる。

たんぱく質は肝臓の
働きも助ける

豆腐
(冷や奴など)

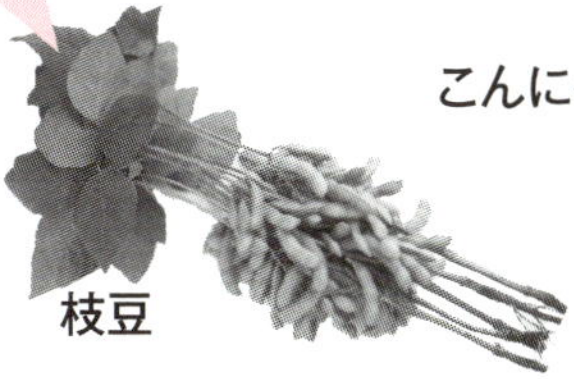

枝豆

整腸作用
あり

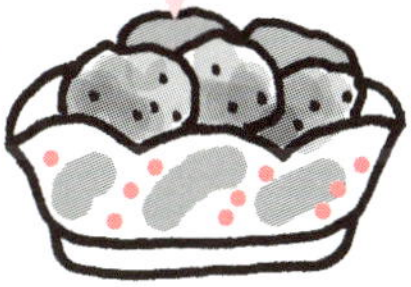

こんにゃくの
煮物

NG

プリン体の多いメニュー

内臓類はプリン体が多い。レバーとモツはNG。

内臓系はプリン体
が多い

モツ煮

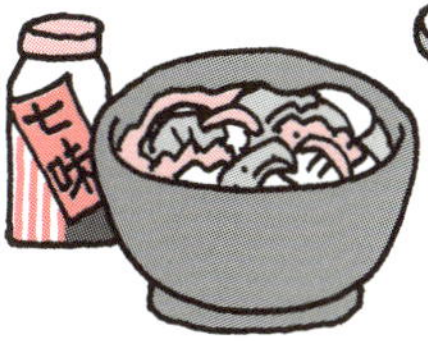

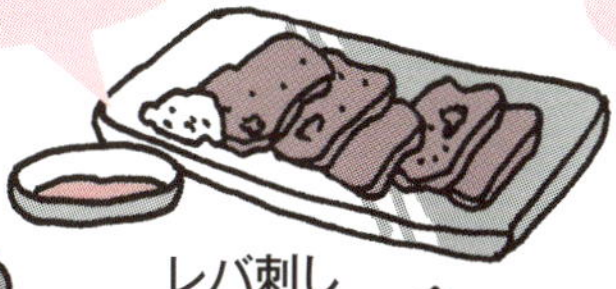

レバ刺し

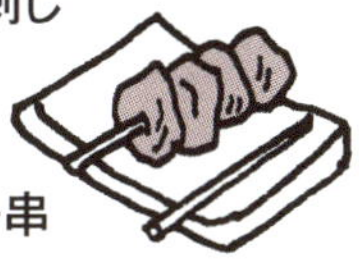

レバー串

高カロリーなメニュー

揚げ物は、油を多く使用しているので注意。他にも、肉類やマヨネーズなど、脂質の多いものはカロリーが高い。

揚げ物は
高カロリー

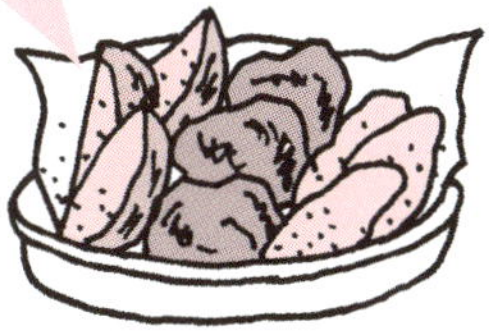

ポテトフライなどの揚げ物

特効ルール　食事

「ざっくりカロリー計算」で減量の目標を立てる

高尿酸血症の人は、食事療法によって減量をすることも大切です。初期のうちであれば、減量することによって、薬を使わずに尿酸値を下げることができます。

摂取カロリーが消費カロリーを下回れば体重は減る

目標と現実のギャップを埋める

STEP1　目標を知る

自分の活動量に合わせて、1日に必要なカロリーを計算する。

1日に摂取してよいカロリー

（標準体重×25～35）kcal
（身長×身長×22）

日中の活動量によって変わる

主に室内で活動…25～30kcal
外出があるが重労働ではない…30～35kcal
体を使って労働する…35kcal

たとえば　身長170㎝でオフィスワークなら…

（1.7×1.7×22）×25
（1.7×1.7×22）＝標準体重、25＝活動量

＝

Ⓐ 1589.5kcal

尿酸値は、体重を減らすと下がります。そのため、高尿酸血症や痛風があり、さらに太っている人は減量するように医師から指示されます。

そこで、減量を始めるにあたってまずは、標準体重に基づく摂取カロリー量を確認をしましょう。この数値が、すなわち自分が1日にとってよいカロリー量です。

そして次に、1日の食事を見直し、自分が何を、どれくらい食べているのか実態を把握します。とはいえ細かい計算は面倒なので、おおよそでかまいません。商品パッケージやメニューにある表示で確認したり、カロリーブックなどで似たよう

STEP2 現状を知る

自分が1日にとっているカロリーを調べる。食べたものにカロリーの表示があれば、それを書き留めておく。

カロリー表示があるものだけでもメモしてみる

たとえば

朝	菓子パン	413kcal
	野菜ジュース	67kcal
昼	牛丼大盛り	984kcal
間食	チョコ1箱	295kcal
夜	カップラーメン	513kcal
+	コンビニのチキン	242kcal
	Ⓑ	2514kcal

カロリーがわからなかったものは書いていないため、実際にはこれよりも多い、ということを忘れずに。

STEP3 STEP1と2のギャップを知る

Ⓑ－Ⓐ＝925kcal

マイナスになるよう摂取量を調整する

結果がマイナスなら、消費のほうが大きいため、やせる食生活といえる。プラスならば、その分減らす必要がある。食事のバランスにも注意したい。

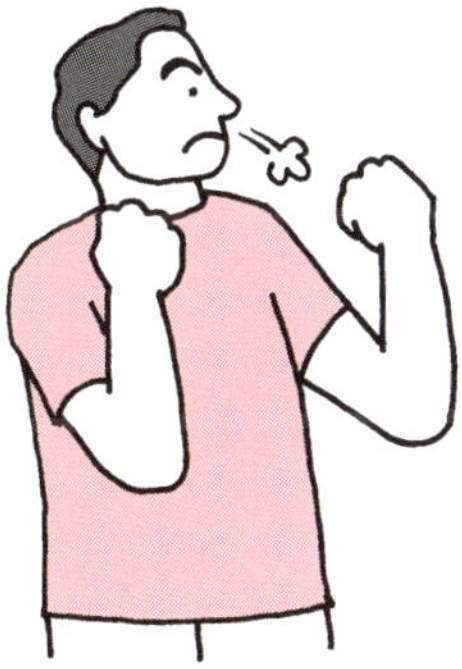

な料理のカロリー量を調べたりして、ざっと計算してみましょう。すると、普段自分がどれくらいカロリーをとっているのかわかります。

最後に、とってよいカロリー量と普段の摂取カロリー量の差を出します。摂取カロリーより消費カロリーが上回れば、体重は減ります。逆に、摂取カロリーのほうが消費カロリーより多いなら、その差があなたの減らすべき量です。こうして計算すると、やせるためにはどの程度、摂取カロリー量を減らすべきか確認できます。

減量のペースの目安は「半年で体重の3％」を落とすことです。

たった3％と思うかもしれませんが、これだけでも薬なしで血圧や血糖値が下がり、薬を使用している場合は効きがよくなります。もちろん尿酸値も下がります。

特効ルール　食事

ゆでることでプリン体&カロリーオフ

調理法を工夫することによって、同じ食材でも、カロリーを抑えることができます。また、プリン体は水に溶けやすい性質があるので、ゆでたり煮たりするとよいでしょう。

プリン体は水に溶けやすい。ゆでる、煮るなど調理法を工夫する

食事療法は、「何を食べるか」も大切ですが、「どうやって食べるか」ということを意識してみましょう。調理法を工夫することで、プリン体を落とせたり、カロリーを少なくすることが可能です。

カロリーを落とすためには、余分な脂質をとりすぎないことが大切です。油で揚げたり、炒めたりするよりも、ゆでることがおすすめです。肉なら、唐揚げや野菜炒めではなく、しゃぶしゃぶにすると余計な脂を落とせます。

しゃぶしゃぶは、プリン体のオフにもなります。プリン体は水に溶けやすい性質があり、お湯に通すことで余分なプリン体を水に溶け出させることができるためです。

このときに注意したいのは「シメの雑炊」。煮汁には溶け出したプリン体が含まれているので、雑炊にしてとってしまうと、せっかくプリン体をオフした意味がありません。シメの雑炊は避けましょう。

また、脂質を落とせるからといっても食べすぎには注意が必要です。

「ゆで汁」「煮汁」に注意する

プリン体の多い食材が入っている場合はゆで汁や煮汁は飲まないようにする。ただし、野菜などだけなら積極的にとる。

OK

野菜の煮汁

尿酸を排泄する効果のあるビタミンCは、水分に溶け出しやすい。野菜を中心に煮たら、煮汁は飲んでOK。

NG

肉、魚の煮汁

肉や魚から溶け出したプリン体が溶けているので、飲まないようにする。鍋の後の雑炊なども避ける。

プリン体対策＆減量に効く調理法

たとえば同じ肉でも、調理法によって、プリン体の摂取を抑えたり、カロリーを落とすことができる。

1 「焼く」より「ゆでる」でプリン体を洗い流す

プリン体オフ!

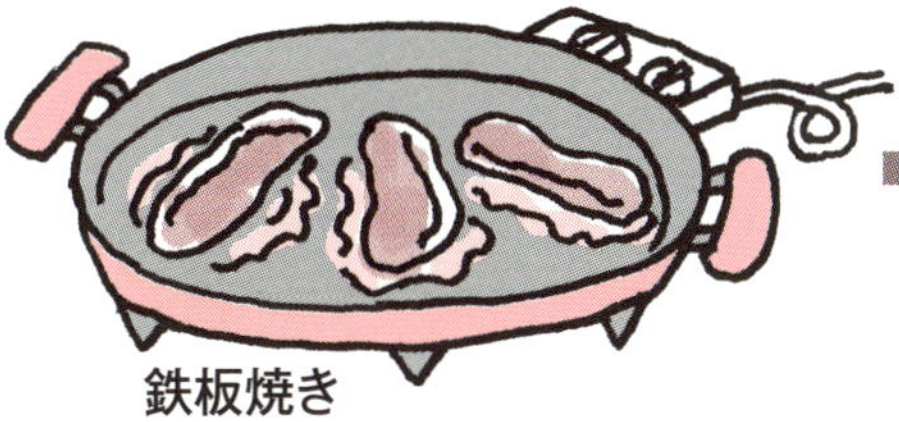

鉄板焼き

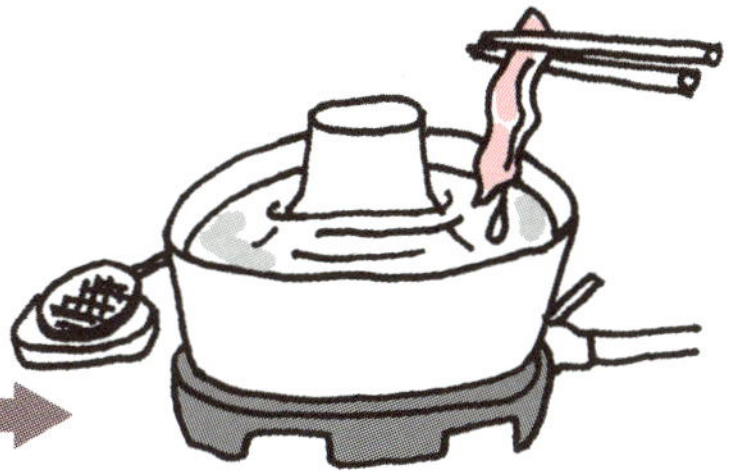

しゃぶしゃぶ

プリン体は水に溶けやすい

プリン体は水に溶けやすい。肉類を食べるのであれば。しゃぶしゃぶで一度お湯にさらすとよい、余分な脂も落とせる。

2 焼くなら網焼きで脂を落とす

カロリーオフ!

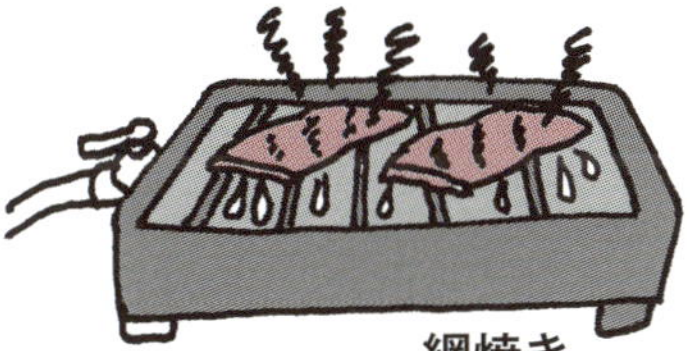

網焼き

カロリーを減らせる

肉を網焼きすることで、余分な脂が下に落ちる。鉄板焼きよりもカロリーが低くなる。

3 蒸し料理で栄養を閉じ込める

カロリーオフ!

油が要らず、栄養が流れ出ない

蒸し料理なら余計な油を使わずに済むのでヘルシーに料理できる。野菜の栄養素が流れ出ることもなく、効率的に摂取できる。

4 テフロン加工のフライパンやスチームケースを利用する

カロリーオフ!

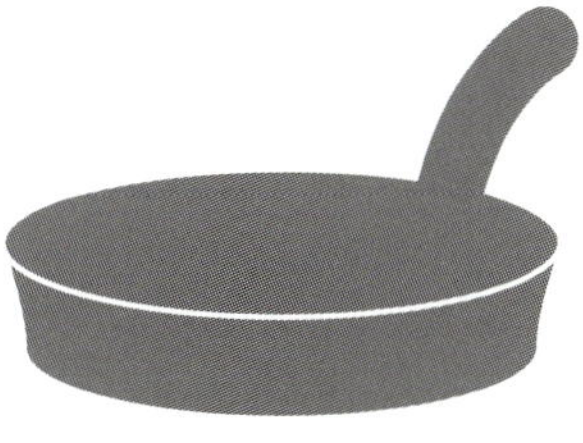

油をひかずに低カロリーに

テフロン加工のフライパンなら、油をひかなくても食材がくっつかないためヘルシーに調理できる。野菜などはスチームケースを使って調理すれば栄養分が逃げない。

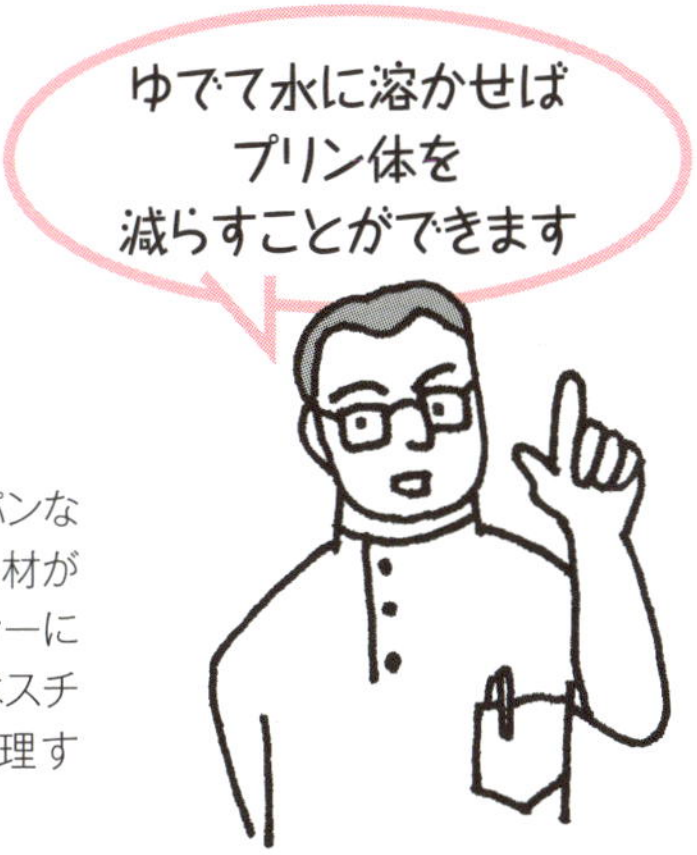

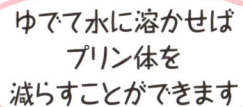

特効ルール 食事

朝食を抜かないことが減量への近道

減量のために、毎日3回、なるべく決まった時間に食事をすることが大切です。毎回の食事で、バランスよく栄養をとるために、栄養素を色分けして考える習慣をつけましょう。

朝食を抜いている人のほうが肥満であることが多い

減量を成功させるコツは、まず1日3食を規則正しくとること。中でも大切なのが朝食です。肥満している人は3度の食事で食べすぎているのではなく、朝食抜きの人が多いのです。朝は食欲がないとか、寝ていたいなどの理由で抜く人が多いのですが、実は前日の夜に食べすぎたためという人も少なくありません。

1食抜いているのだから食べすぎではないと思いがちですが、こうした食習慣が肥満につながっているのです（下図参照）。特に、夜遅い時間に食べると脂肪として蓄えられやすく、太る原因になります。

理想的な食べ方は、朝食をしっかり、夕食は軽めにすること。朝は多めに食べても日中にエネルギーを消費しますが、夕食後は寝るだけですから、たくさんとる必要はありません。また、夕食はなるべく早い時間にとったほうがやせやすくなります。

肥満は尿酸値を上げる大きな原因のひとつです。1日3食を規則正しくバランスよくとることで肥満を防ぎ、尿酸値を改善しましょう。

朝食を抜いてはいけない3つの理由

①午前中の集中力が低下する
脳に栄養が回らず、集中力が低下したり、パワーが出ない。

②昼に食べすぎてしまう
空腹の時間が長いため、昼についつい食べすぎてカロリーオーバーになりやすい。

③吸収がよくなり肥満につながる
お腹がすいていると、体が栄養を吸収しようとし、いつも以上にカロリーを摂取してしまう。

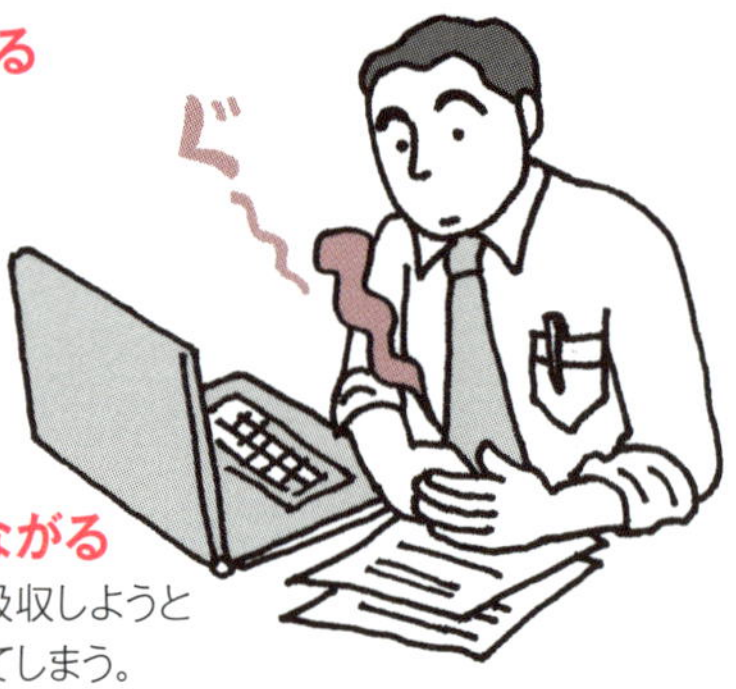

「3色」を「3食」でバランスよくとる

朝・昼をしっかり。夜は軽めにする

３食のバランスは、夜を少なめにするのがポイント。日中のエネルギーになるので、朝、昼はきちんととる。

朝

食パン、サラダ、
コーヒー、ハムエッグ

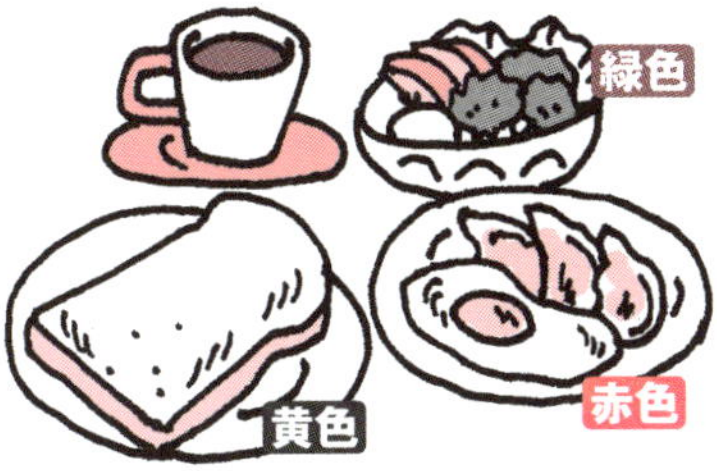

朝は１日の活動に備えてしっかり食べてOK。コーヒー（P36）もとりたい。

昼

わかめの味噌汁、
玄米、うなぎの蒲焼き

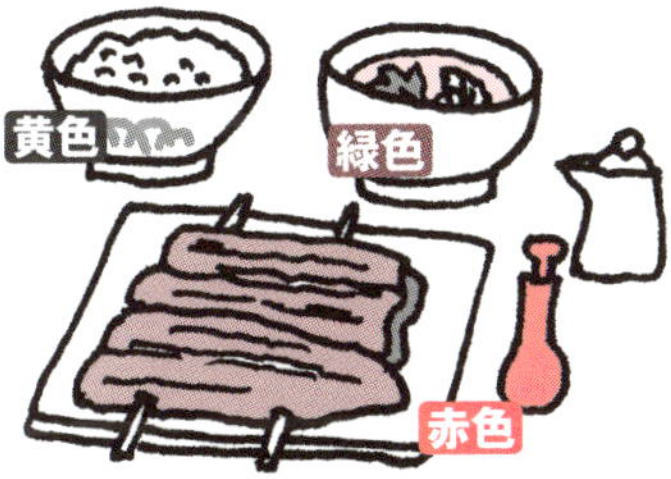

昼は腹八分目を意識する。うなぎはプリン体が少なめなのでおすすめ。

夜

野菜鍋
（豆腐入り）

夜は、食後活動が少ないので量を少なくする。炭水化物（黄色）はなくてもOK。

栄養バランスも気にしてみよう

食材の栄養素もバランスよくしたい。以下の３つの色に分けてバランスよく配分してみる。

赤色の食品　△肉類　△魚類　○卵類
○大豆、大豆製品
◎牛乳、乳製品

黄色の食品　○ご飯類　△パン類　△麺類
△いも類　△油類　×砂糖類

緑色の食品　◎緑黄色野菜　◎その他の野菜
◎きのこ類　◎海藻類　△果物類

尿酸値対策には◎を！

◎ 積極的にとりたい食品
○ 適度にとりたい食品
△ 量に気をつけてとりたい食品
× 避けたい食品

高尿酸血症のある人は、できるだけ尿酸値を下げる働きのある食材を選びたい。左の表の◎の食材を選ぶようにする。

（広島県「健康ひろしま21」で提唱された「栄養3・3運動」をもとに作成）

特効ルール　食事

汁物→サラダ→おかず→ご飯で満腹感アップ

食事の際は、食べる順番に気をつけます。最初にご飯などの炭水化物をとると、血糖値が急に上がり、太りやすくなったり、代謝の異常にもつながりやすくなります。まずは野菜から食べる習慣をつけましょう。

お腹がすいて慌ててご飯を食べるのは肥満の原因になって尿酸値を上げる

「すきっ腹にご飯」はキケン

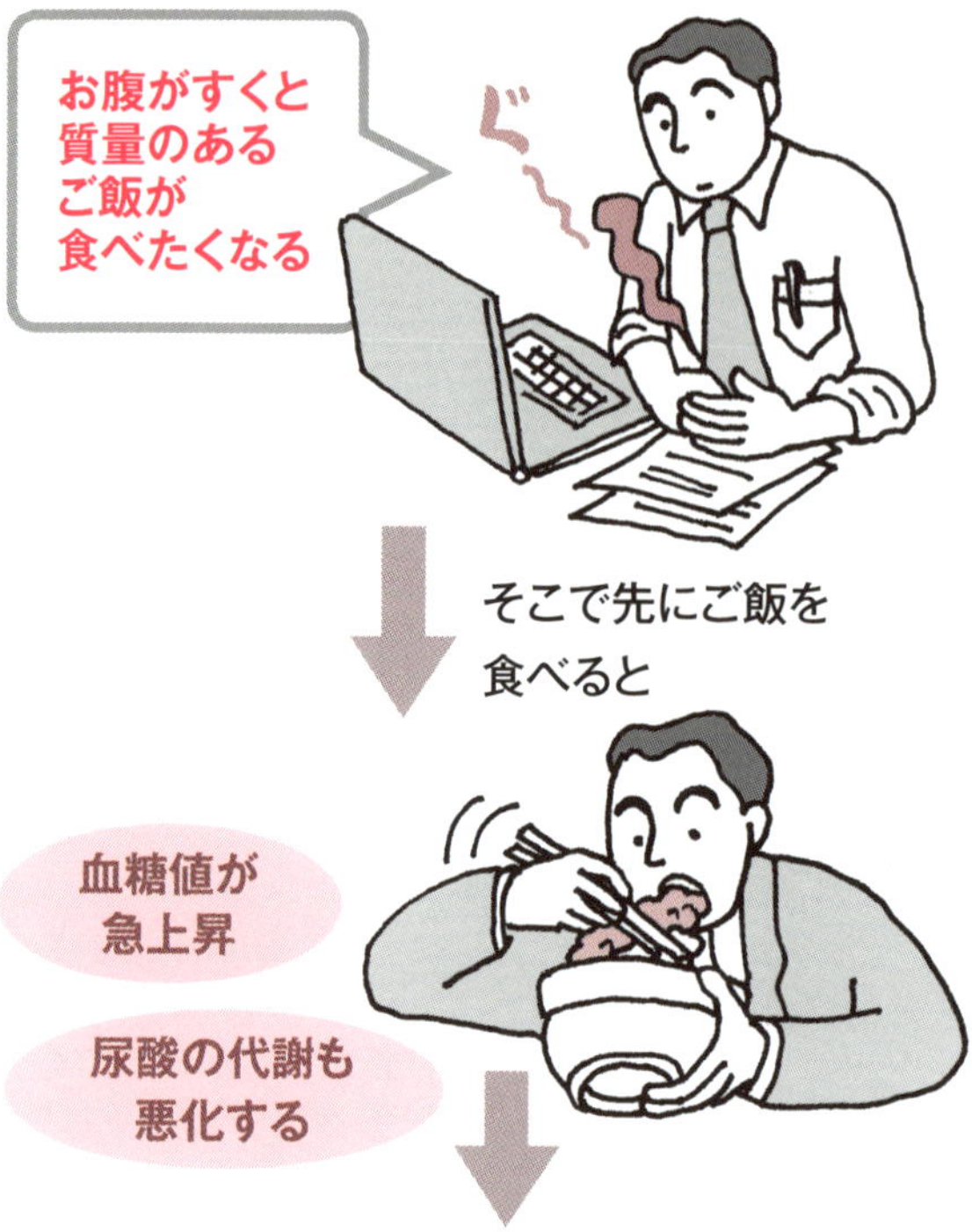

お腹がすくと質量のあるご飯が食べたくなる
ぐ〜
そこで先にご飯を食べると
血糖値が急上昇
尿酸の代謝も悪化する

メタボを促進、結局尿酸値も上がる

ご飯から食べると血糖値が急上昇する。血糖値急上昇は肥満の原因になる。

減量のためには食事の量をこれまでよりも少なくすることが求められますが、空腹を強く感じると、満腹感を得られるご飯（白米）にがっつきたくなってしまいます。

空腹時に大量のご飯が入ってくると血糖値が急に上がります。血糖値の急上昇は「インスリン抵抗性」（P114参照）を引き起こし、インスリンという物質の効きを悪くします。インスリン抵抗性によって体の代謝が異常をきたすと、尿酸の代謝も悪くなり、尿酸値を上げるということもわかっています。

食べる順番を気をつけることで血糖値の急上昇を防げます。

食べる順番を変えるだけで同じ量でも満腹感が違う

同じ量を食べるにしても、順番を変えると血糖値を上げにくく、食べすぎをセーブすることができます。

ポイントは、最初に低エネルギーの汁物やサラダなどのおかずを食べて、お腹を少し落ち着かせてから主菜、そしてご飯の順番で食べます。

この順番にすると、メインのおかずやご飯を食べる頃には、お腹がふくれてくるので、満腹感も得やすくなります。その結果、自然に腹八分目に抑えることができるのです。

定食は食べる順番がカギ

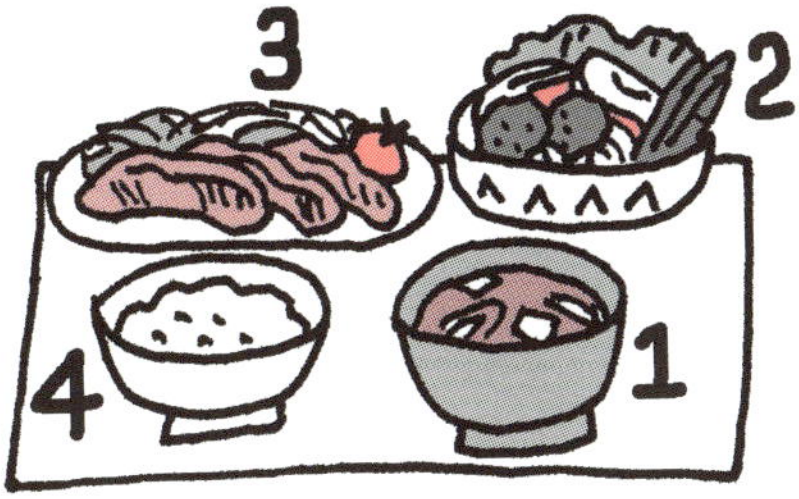

1 汁物をゆっくり飲む

最初は汁物を飲む。温かい味噌汁などをゆっくり飲むことで、お腹が落ち着く。

2 サラダを食べてお腹をふくらませる

食物繊維の働きで、お腹がふくれて、その後の主食やおかずを食べすぎずに済む。ドレッシングはノンオイルのものに。

3 おかずを食べる

よくかんで、ひと口ごとに箸を置くよう心がけると自然と食べるスピードが落ち、食べすぎを防げる（P58）。

4 ご飯を食べる

血糖値を急激に上げやすい炭水化物は最後に食べる。

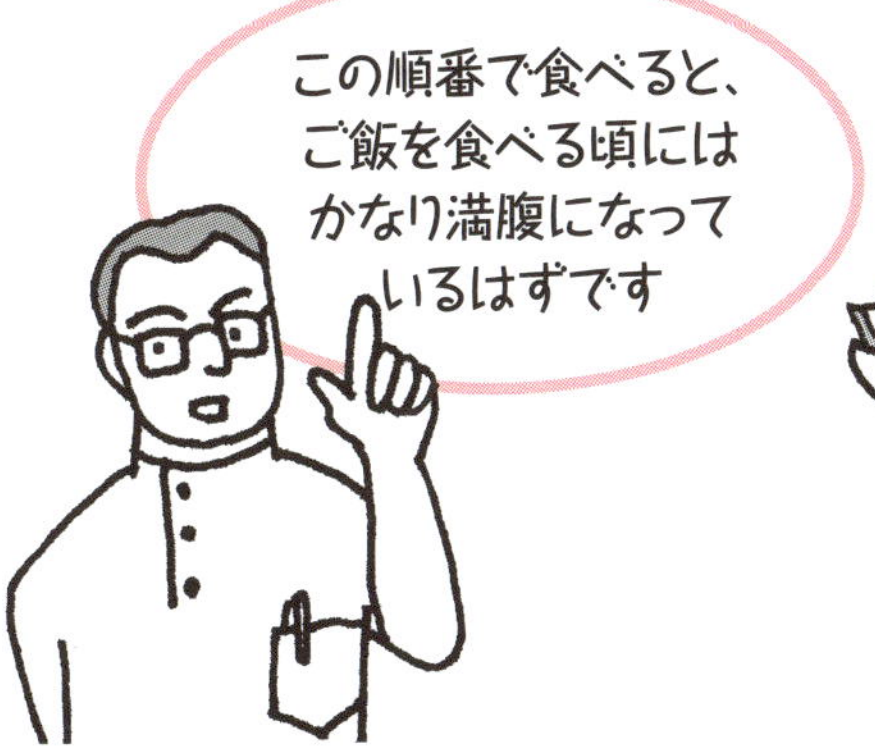
この順番で食べると、
ご飯を食べる頃には
かなり満腹になって
いるはずです

丼ものでも応用できる

丼ものを食べたいときは、サラダと味噌汁をセットで注文するようにする。

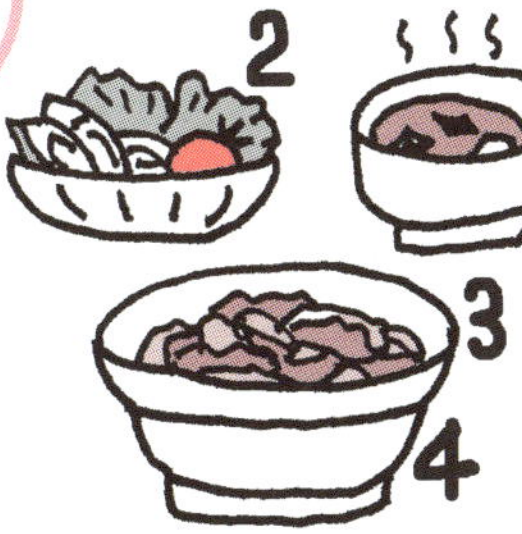

1 味噌汁
2 サラダ
3 上の具
4 ご飯

特効ルール　食事

箸を置く習慣で肥満を解消する

慌てて食事をすると、食べすぎや血糖値の急上昇につながり、肥満の原因になります。ひと口ごとに箸を置く習慣をつけることで、よくかんで、ゆっくり食べることができます。

早食いは満腹中枢を麻痺させて食べすぎの原因に

尿酸値を下げるには肥満の解消が欠かせません。肥満の人の中には早食いが癖になっていることがよくあります。減量を成功させるには、早食いを直すことも必要です。

人の体は空腹を感じると脳の「摂食中枢」からの指令を受け、その欲求にこたえて食べます。そして、食べ始めてしばらくすると、「セロトニン」という神経伝達物質が分泌されます。脳の「満腹中枢」から「お腹がいっぱいになった」というサインが出ると、食べるのをやめる仕組みになっています。

しかし、早食いをするとセロトニンが分泌される前に食べ終わってしまいます。セロトニンが分泌されないと脳の満腹中枢から「お腹がいっぱいになった」というサインがなかなか届かず、「まだ足りない、もっと食べたい」と感じます。その結果、食べすぎてしまうのです。

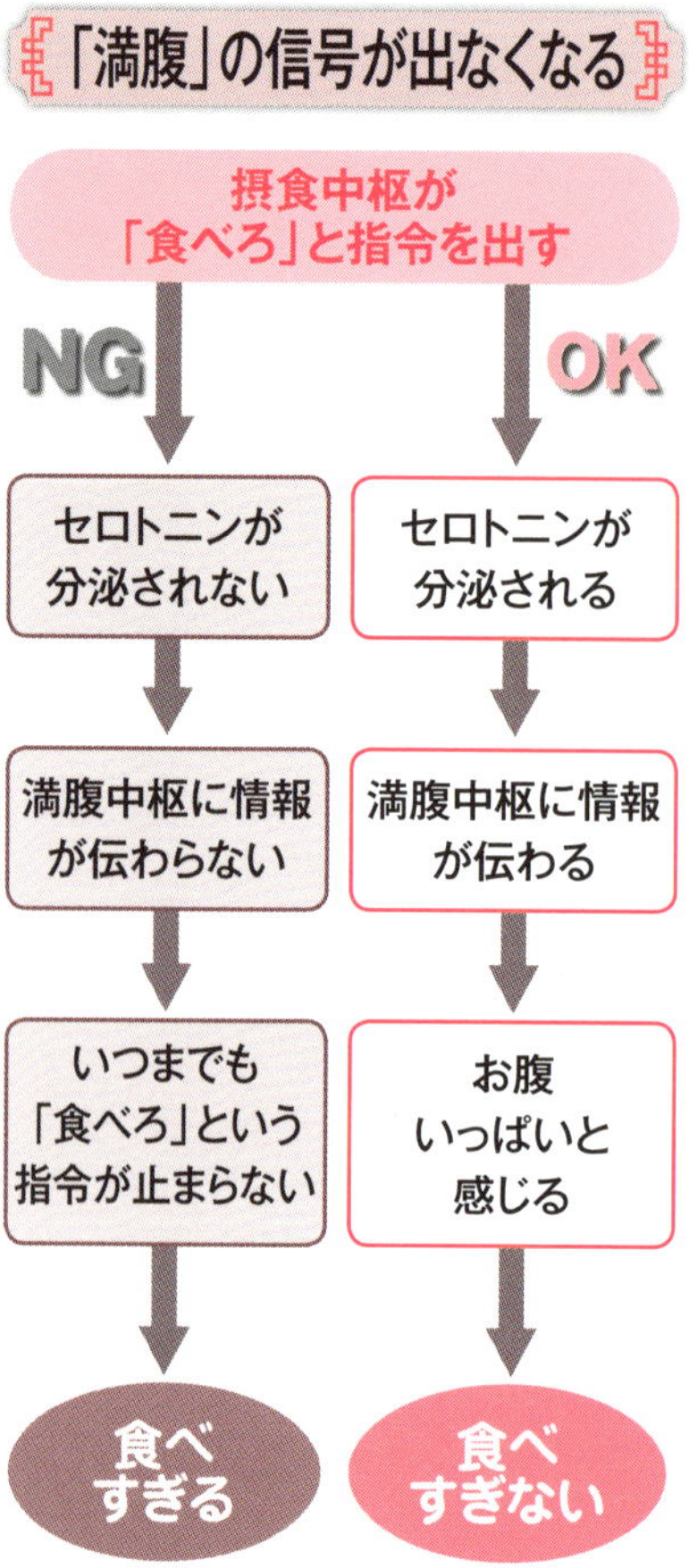
「満腹」の信号が出なくなる
摂食中枢が「食べろ」と指令を出す
NG
OK
セロトニンが分泌されない
満腹中枢に情報が伝わらない
いつまでも「食べろ」という指令が止まらない
食べすぎる
セロトニンが分泌される
満腹中枢に情報が伝わる
お腹いっぱいと感じる
食べすぎない

ひと口ごとに箸を置く習慣をつける

ゆっくり食べようと意識しても、なかなか難しい。「箸を置く」という物理的な行動を習慣づけることで、自然と食べる早さがゆっくりになる。

① ひと口分、口に入れる

② 箸を置く　ひと口食べたら、まだかまないで、一旦箸を箸置きに。

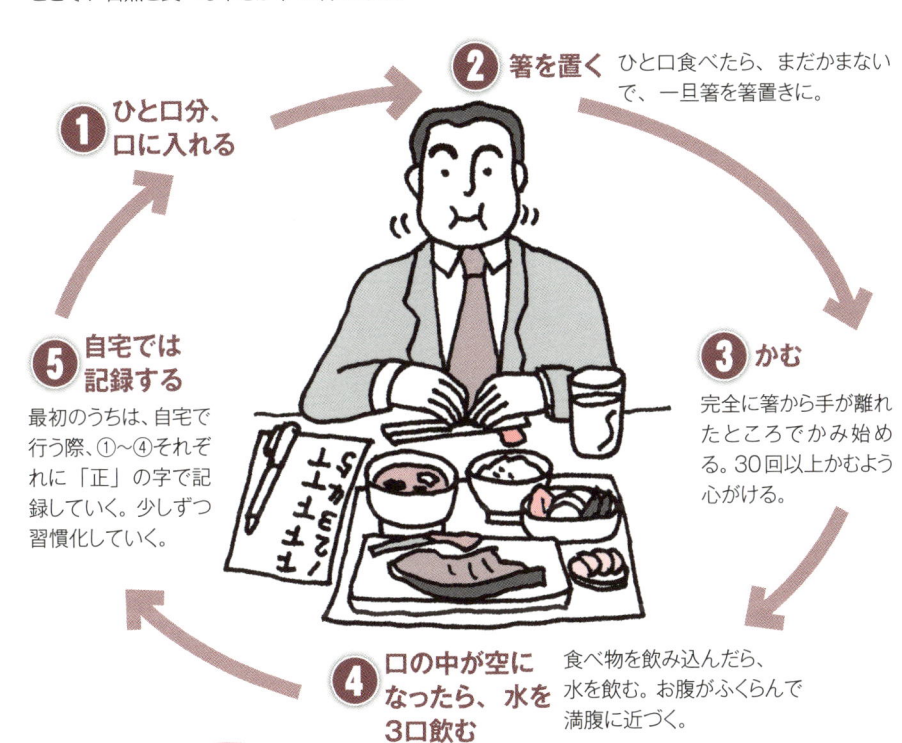

③ かむ

完全に箸から手が離れたところでかみ始める。30回以上かむよう心がける。

④ 口の中が空になったら、水を3口飲む

食べ物を飲み込んだら、水を飲む。お腹がふくらんで満腹に近づく。

⑤ 自宅では記録する

最初のうちは、自宅で行う際、①～④それぞれに「正」の字で記録していく。少しずつ習慣化していく。

そこで実践したいのが、**ひと口食べるごとに箸を置く**という方法。食べる量を抑えるには、時間をかけて食べるのが最も効果的です。

　食べ物を口に入れたら、一旦箸を置いて、よくかんで食べます。そして、水やお茶を飲んでから、次の分を口に入れるのです。食べるスピードが自然にゆっくりになるので食べすぎによる肥満を防げます。

最初はめんどうでも続けるうちにできるようになる

最初はなかなかわずらわしく、つい今までどおりの食べ方に戻ってしまうかもしれない。しかし、毎食心がけて行うことで、徐々に慣れてくる。

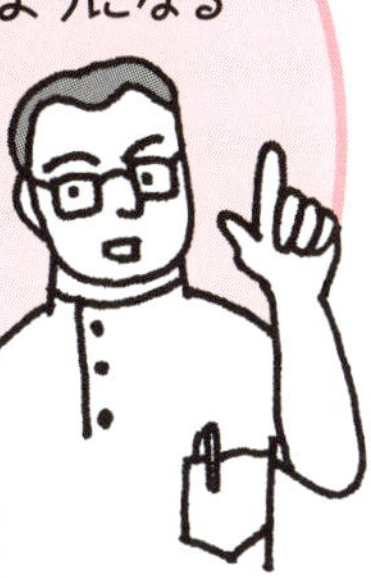

外食するならファストフードではなく定食屋

自炊する時間がないときなど、外食は便利です。ただ、外食は相対的にカロリーが高いことを覚えておく必要があります。メニューをきちんと選んで、賢く利用して、尿酸値上昇の原因＝肥満を回避できます。

ランチで外食をするなら牛丼ではなく定食屋を選ぶ

ランチは定食屋に行く

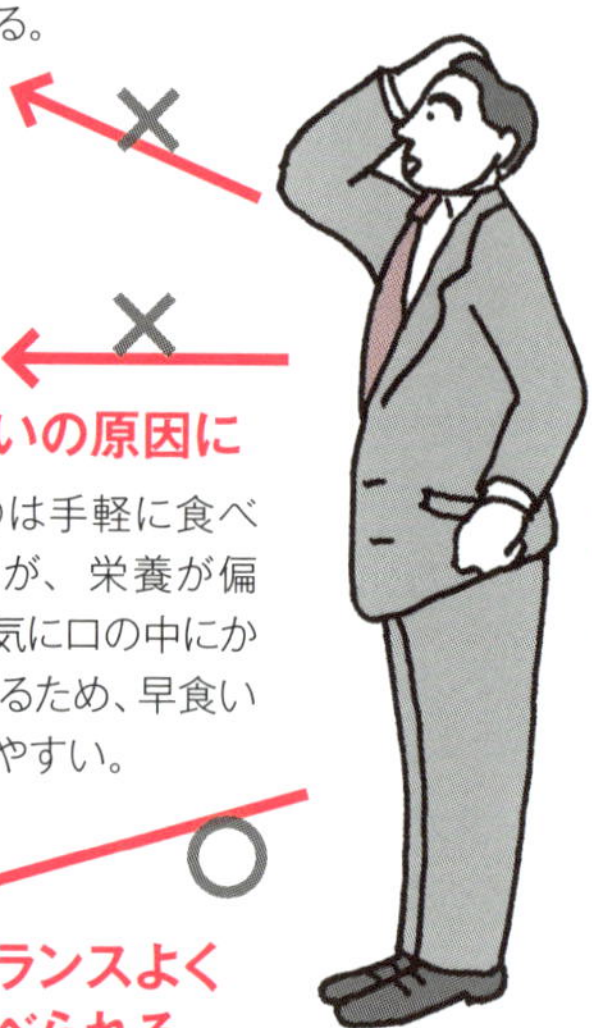

NG ファストフード

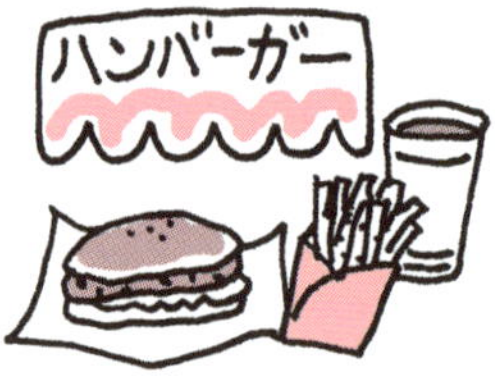

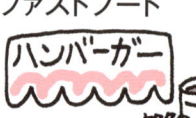

“トランス脂肪酸”がたっぷり

カロリーが高く、野菜が少ないうえに、心臓病などのリスクを上げるとされる人工的な油脂である「トランス脂肪酸」が多く含まれる。

NG 牛丼屋

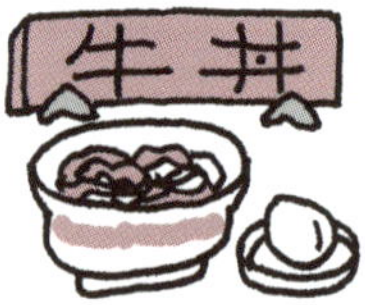

早食いの原因に

丼ものは手軽に食べられるが、栄養が偏り、一気に口の中にかき込めるため、早食いになりやすい。

OK 定食屋

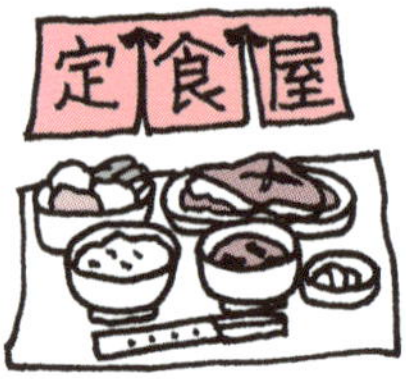

バランスよく食べられる

中でも和食は、洋食と比べカロリーが控えめ。バランスがよく、食べる順番（P56）に気をつければ満腹感も得られる。

高尿酸血症や痛風のある人の多くは、働き盛りの男性です。そのため、仕事の都合で昼も夜も外食続きということも多いようです。

尿酸値を下げたり、減量したりするには、家庭でつくった食事のほうが望ましいのですが、外食するときにもちょっと注意するだけで、尿酸値にあまり影響せずに済みます。

外食のときは、献立選びがポイントです。ファストフードや丼ものは、高カロリーで栄養バランスも偏りがちなのでおすすめできません。

できるだけ家庭の食事に近いものを食べられるように、和食の定食を選ぶとよいでしょう。

和定食を選べばカロリーを抑えられ、肥満対策になる

外食をする際にはメニュー選びが重要になります。おすすめなのは「和定食」です。

定食なら、品数が多いため、バランスよく栄養素を取り込むことができます。また、サラダや野菜の和え物など、野菜をとるチャンスも増えます。野菜を先に食べることで、食べすぎ防止にもなります。

定食の中でも、洋食より和食を選びましょう。和食のほうがカロリーが控えめのことが多いものです。

複数のメニューがある場合は、メニュー表のカロリーをチェックすることも習慣化しましょう。1日の摂取カロリー（P50参照）を超えないよう、調整しながらメニューを選ぶことが大切です。

きちんと選べば肥満は防げる

<定食4つの利点>

・カロリーが抑えられる

洋食ではなく和定食のほうが、野菜や魚中心でカロリーを抑えられる。

・魚を選べばよい脂を得られる

肉よりも魚の定食を選べば、プリン体もカロリーも低くなる。

・栄養バランスがよい

単品の丼ものよりも、定食なら品数が多く、さまざまな栄養素をバランスよくとれる。

・野菜がとれて尿酸排出

定食にはサラダや野菜がつくことが多い。最初に食べれば食べすぎを防止でき、肥満対策に。

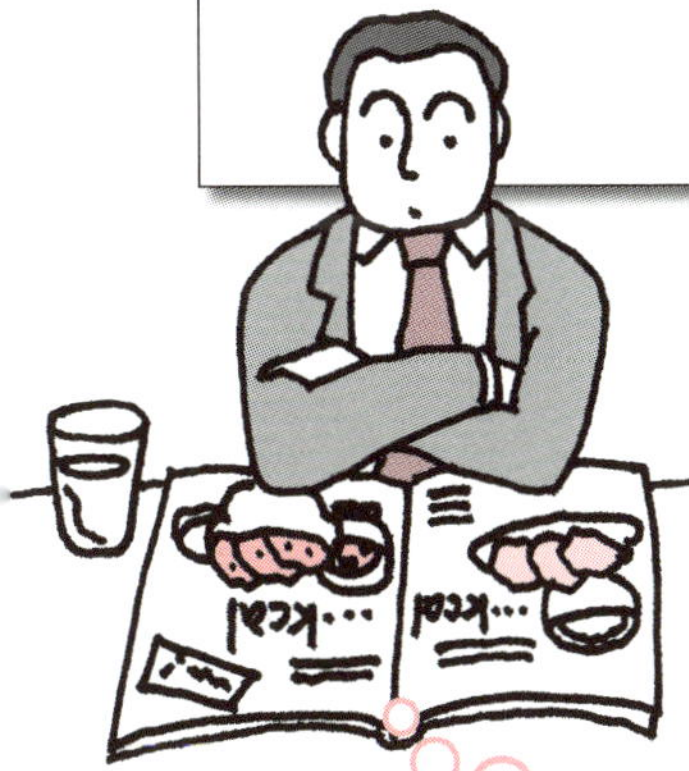
今日はあと1000kcal食べられる。
でも夜は会食だし少なめにしておこう

メニューを見て1日の摂取カロリーの配分を考える

50ページで算出した1日の摂取カロリーを1食ごとに配分する。夜は少なくする代わりに、少し昼は多めなど、やりくりをする。

ポイント　野菜が少なければサラダバーを

ファミリーレストランなどではサラダバーがあるところもある。「まずはサラダ」をしやすいので、利用したい。

特効ルール 食事

プリン体の少ない豆腐ハンバーグでたんぱく質補給

減量の際には、体を作る成分であるたんぱく質をとり、筋肉量を増やすと基礎代謝が増えます。動物性たんぱく質はプリン体の少ない卵や乳製品から、植物性たんぱく質は大豆製品からとりましょう。

たんぱく質は体をつくる成分。血管を強くして、代謝アップも

たんぱく質は体の基礎となる細胞の材料であり、血液や内臓、皮膚、骨をはじめ、ホルモンや酵素、免疫物質などにも使われるため、不足しないようにしたい重要な栄養素です。

また、たんぱく質は筋肉もつくります。筋肉量が増えると、生きているだけで消費するカロリーである基礎代謝が上がり、減量に効果的です。

たんぱく質そのものは尿酸値に影響しませんが、食品によってはプリン体が多いものがあります。

動物性たんぱく質は良質ですが、**肉や魚にはプリン体や脂質が多いので、プリン体の少ない乳製品や卵を中心にとるようにしましょう。**

植物性たんぱく質を意識してとりたい

動物性たんぱく質

肉や魚、卵や乳製品など、動物に含まれるたんぱく質。良質だが、食材のカロリーに注意する。

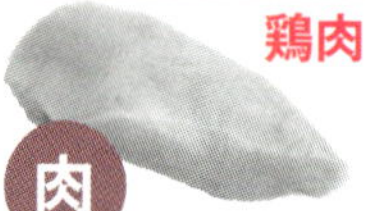

鶏肉

肉

むね肉は脂身が少なく、たんぱく質が豊富。

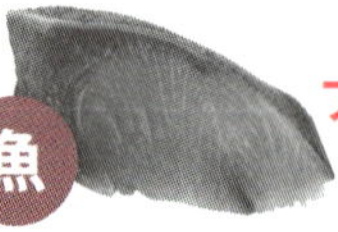

ブリ

魚

たんぱく質が豊富で、比較的プリン体が少ない。

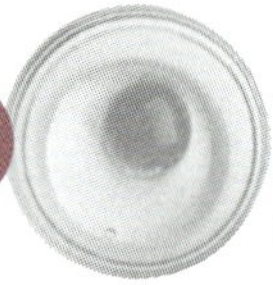

卵

ひとつの細胞なので、プリン体が少ない。コレステロールが高い人はとりすぎに注意。

動物性：植物性が1：1になるように

植物性たんぱく質

主に大豆などの豆類に含まれる。

豆腐

カロリーは絹より木綿のほうが高い。

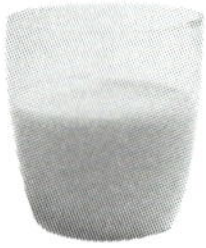

豆乳

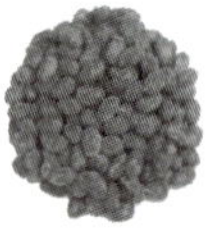

納豆

脂質、プリン体の多い肉は 豆腐、おからで代用する

豆腐やおからは低カロリー、低プリン体

大豆製品は優秀食材

大豆製品は、たんぱく質が豊富なだけではなく、カロリーが低く、さらにプリン体の含有量も少ない。

豆腐

カロリー：72kcal
たんぱく質：6.6g
プリン体：31.1mg

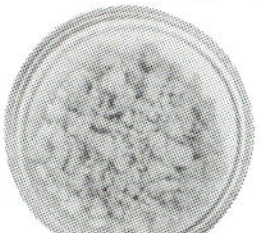

おから

カロリー：89kcal
たんぱく質：4.9g
プリン体：48.6mg

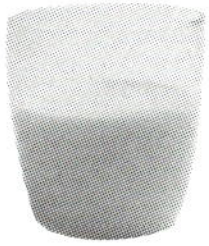

豆乳

カロリー：46kcal
たんぱく質：3.6g
プリン体：22.0mg

※すべて1食あたり

週1回、肉の代わりに大豆製品

肉の代用として、おからや豆腐を使うことで、カロリーを抑えられ、たんぱく質も摂取できる。

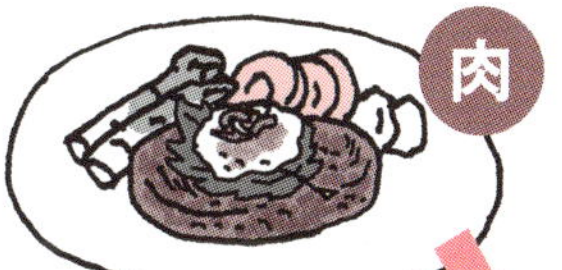

ハンバーグ和風ソース（合いびき）
275kcal

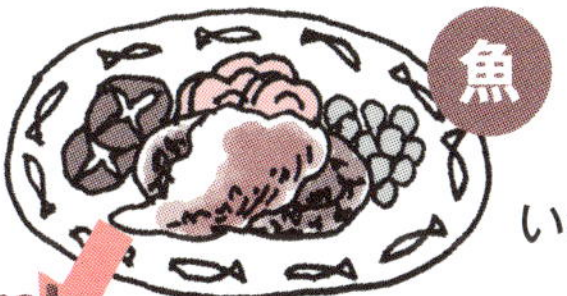

いわしハンバーグ
261kcal

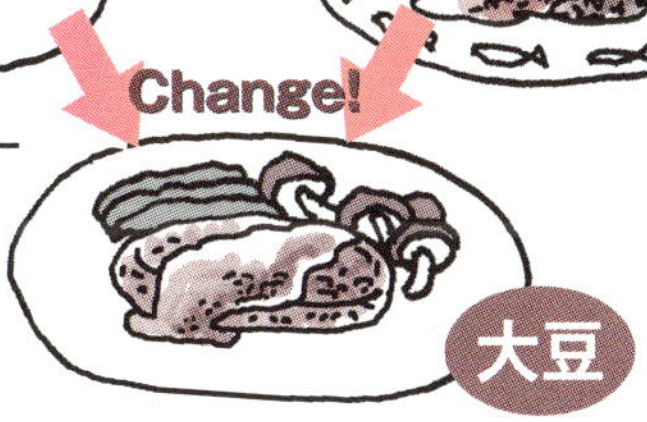

豆腐ハンバーグ 216kcal

豆腐とおからで

水抜きをした豆腐と、鶏ひき肉などの材料をハンバーグの要領で混ぜて焼けば、豆腐ハンバーグに。ポン酢など、和風ソースがぴったり。

尿酸値を下げるために減量中で摂取カロリーを控えているときは、肉や魚などの動物性たんぱく質より植物性たんぱく質のほうがプリン体をとりすぎる心配が少なく、高尿酸血症や痛風の人にもおすすめです。

植物性たんぱく質の代表は、大豆や豆腐やおからなどの大豆製品です。プリン体が少なく、低脂肪でエネルギーも控えめで、調理法によっては、肉や魚の代わりにもなります。

豆腐やおからをひき肉に混ぜて使えばカサを増やすことができるので、ハンバーグなどに利用できます。

大豆は煮豆にして食べると食物繊維も多く、少しずつよくかんで食べると食べすぎ防止にもなります。大豆にはプリン体が多めなのですが、野菜由来のプリン体は、痛風には影響しないということが明らかになっています。

特効ルール 食事

肉を食べるなら部位を選んで調理法を工夫する

肉にはたんぱく質が豊富ですが、脂質が多く、カロリーが高いことに加え、プリン体も多く含まれます。肉を食べる場合は、脂身を避け、脂質を落とせる方法で調理しましょう。

ホルモンやレバーはプリン体が多い。脂質の悪影響も見逃せない

肉の脂はメタボを引き起こしやすい

飽和脂肪酸

動物性脂肪に多く含まれる脂肪酸。血液をどろどろにしてしまう。

- 悪玉コレステロールを増やす
- 中性脂肪を増やす

↓

食べすぎは

メタボリックシンドロームを悪化させる

肉類やレバーなどの内臓類はプリン体が多いので、高尿酸血症や痛風の人は避けたほうがよいでしょう。

特にモツ類は他の部位よりもプリン体が多いので要注意です。また、鶏レバーはプリン体が非常に多いので、焼き鳥を食べるときはレバーを避けてください。

肉類やモツ類はプリン体だけでなく、脂質が多い点も問題です。減量中の人は特に脂質の少ない部位を選ぶよう心がけましょう。

肉に含まれている脂質は飽和脂肪酸といって、血中のコレステロールや中性脂肪を増やす性質があります。それによって血液がドロドロになったり、動脈硬化の進行が促されたりすると、心筋梗塞や脳卒中を起こすリスクが高くなります。

とはいえ、肉類は一切禁止ではありません。肉は良質のたんぱく源でもあるため、上手に食べればよいのです。脂質の少ない赤身の部位を選び、ゆでたり、煮たりして余分な脂質やプリン体を落として食べれば大丈夫です（左ページ参照）。ただし、もともと肉好きな人は油断すると食べすぎになりやすいので、その点は注意しましょう。

どうしても肉が食べたい人の鉄則

鉄則 低カロリーな部位を選ぶ

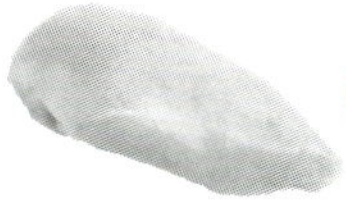

＜鶏肉＞

GOOD（1食あたり80g）

ささみ……91kcal
むね（皮なし）……97kcal

BAD 手羽先、もも、レバー

Point

皮をはがせば カロリーダウン

ささみ、むね肉は皮をはがすと脂質が大幅にダウンし、カロリーも約半分になる。

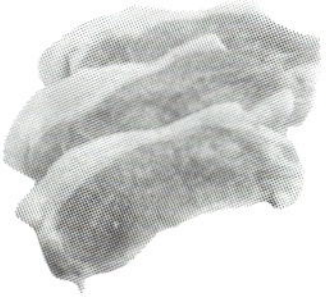

＜豚肉＞

GOOD（1食あたり80g）

ヒレ……104kcal
肩（脂身なし）……137kcal
もも……146kcal

BAD バラ、リブロース、レバーなど

Point

野菜とにんにくでビタミンB_1の効果UP

豚肉にはビタミンB_1が豊富。ビタミンB_1は、糖質を分解してくれる作用がある。にんにくと一緒に食べると吸収がよくなる。

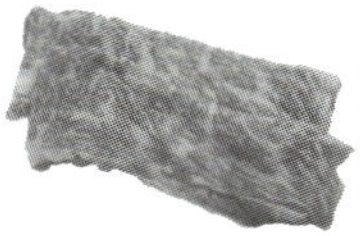

＜牛肉＞

GOOD（1食あたり80g）

もも（赤身）……154kcal
肩（赤身）……161kcal
ヒレ（赤身）……178kcal

BAD バラ、リブロース、レバーなど

Point

香辛料をプラスして消化を助ける

牛肉は、消化するのに時間がかかる。特に焼きすぎると肉が硬くなり、より消化しにくい。香辛料で胃液の分泌を促す。

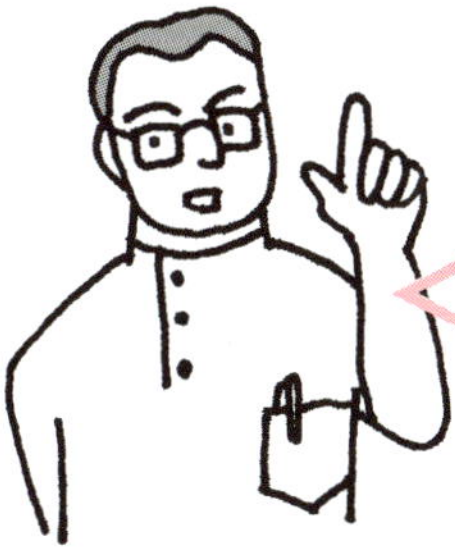

調理法でさらにカロリーダウン

肉は、ゆでたり網焼きにすることで余計な脂を落とすことができる（P52）。揚げたり、炒めるのは余計に油を使うので避ける。

食べすぎは厳禁

低カロリーな部位でも、大量に食べては肥満の原因に。P50で算出した1日の摂取カロリーを確認しながら、食べすぎないよう気をつける。

特効ルール 食事

不飽和脂肪酸はオリーブオイル、ナッツから

脂質の材料である脂肪酸には、肉などに含まれる飽和脂肪酸の他に、魚や植物油に含まれる不飽和脂肪酸があります。不飽和脂肪酸はコレステロール値を下げる働きがあるので、賢くとりいれましょう。

食物性の油や魚の脂に含まれる不飽和脂肪酸でメタボ対策

肉類に含まれる脂肪酸は「飽和脂肪酸」といって、とりすぎると血中のコレステロールや中性脂肪を増やし、動脈硬化を促すなど、生活習慣病全般に対する弊害があります。

一方、植物性の油脂や魚の脂は「不飽和脂肪酸」といい、血中のコレステロールや中性脂肪を減らし、血栓をできにくくして動脈硬化を防ぐなど、高尿酸血症と合併しやすいメタボリックシンドロームに効果的です。

不飽和脂肪酸には、オレイン酸やαリノレン酸、DHA、EPA、リノール酸などがあります。脂肪酸をとるなら、肉類の飽和脂肪酸よりこれらの不飽和脂肪酸がおすすめです。

積極的にとりたい4つの脂肪酸

高血圧を予防
α《アルファ》リノレン酸

血管を強くし、高血圧予防になる。アレルギーにも効果的。

しそ、しそ油、亜麻仁油など

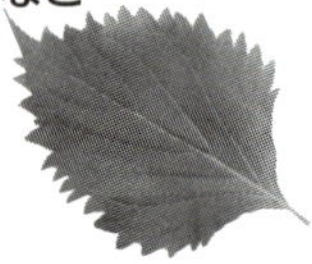

動脈硬化を防ぐ
オレイン酸

コレステロール値を下げ、動脈硬化を防ぐ。酸化しにくいのが特徴。

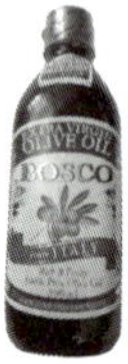

オリーブ油など

血圧を下げる
リノール酸

コレステロールを減らし、高血圧を防ぐ。とりすぎると善玉コレステロールも減ってしまうので注意。

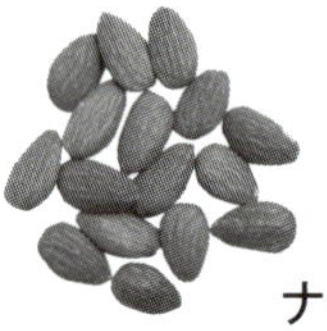

ナッツ類、ごま油など

中性脂肪、コレステロールを減らす
DHA、EPA

中性脂肪やコレステロールを減らす働きがある。記憶力、集中力を上げる働きもある。

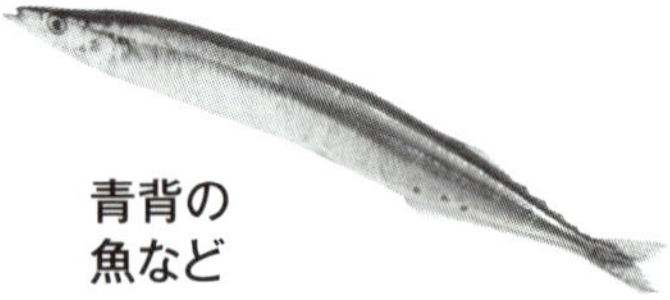

青背の魚など

オリーブオイルなどを料理にプラス。不飽和脂肪酸を補給する

不飽和脂肪酸にはさまざまな種類がありますが、主にナッツや植物性の油、青背の魚に含まれます。

なかでも、DHA（ドコサヘキサエン酸）、EPA（エイコサペンタエン酸）は、サバやサンマなどの青背の魚に含まれます。

本来なら積極的にとりたいところですが、高尿酸血症や痛風のある人は少し慎重になる必要があります。魚類にはプリン体も多く含まれているからです。プリン体のとりすぎは、尿酸値を上昇させます。また、体によいとはいえとりすぎれば、当然カロリーオーバーになります。

魚だけに偏らず、オリーブオイルやナッツなどを普段の食事にプラスして、不飽和脂肪酸をとるとよいでしょう。料理の油をオリーブオイルにしたり、ドレッシング代わりにするのがおすすめです（左図）。

不飽和脂肪酸のとり方のコツ

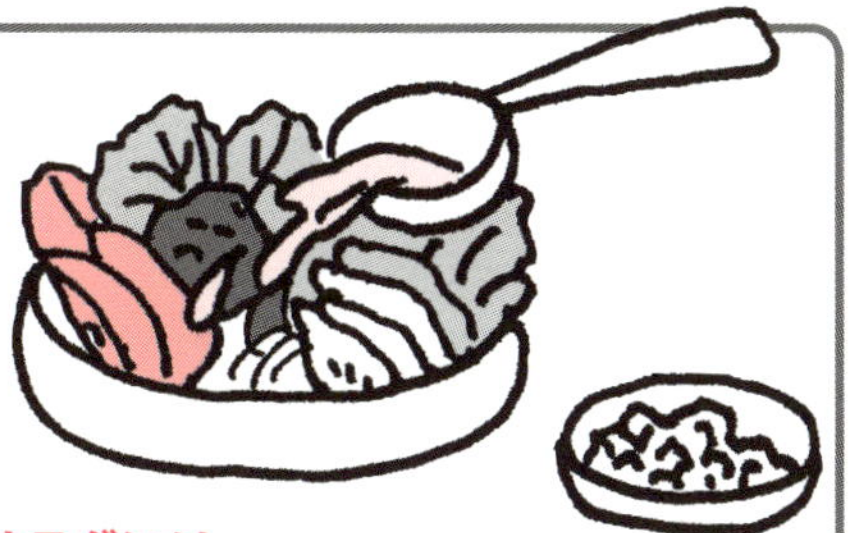

サラダには
オリーブオイル＋岩塩

ドレッシングの代わりに、風味のあるオリーブオイルを使用する。岩塩にはミネラルが含まれているのでおすすめ。

小腹がすいたら
片手にのるだけのナッツを

ナッツにはリノール酸が多く含まれる。食べすぎるとカロリー過多になるので、片手にのる分を目安にする。

ごま油で焼いて
風味もUP

サラダ油ではなく、植物性のごま油に替える。風味も増して、薄味でもおいしく食べられる。

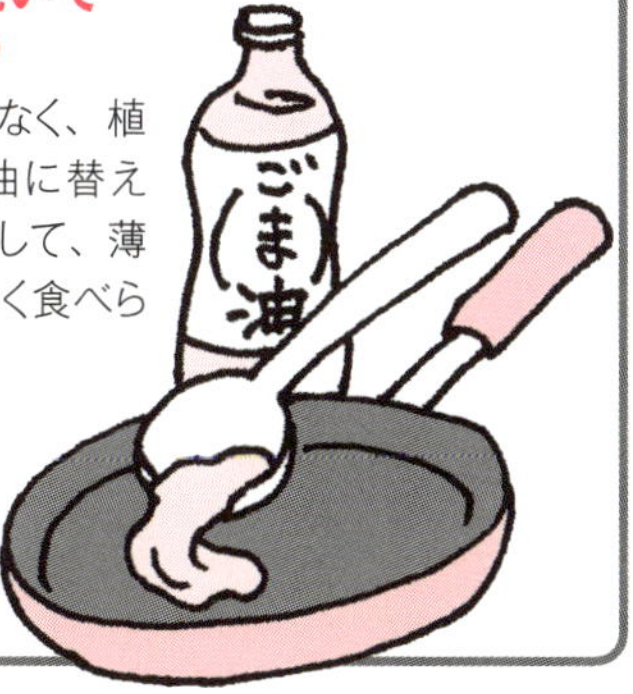

αリノレン酸は
加熱調理に不向き

αリノレン酸は「オメガ3脂肪酸」に分類される。これらは加熱に向かないので、ドレッシングにして野菜にかけるなどして取り入れよう。

特効ルール 食事

玄米習慣でビタミン、ミネラルを補給しながら減量

尿酸値改善のために減量するには、主食を玄米に替えてみることをおすすめします。玄米は、白米に比べて栄養が豊富で、かみごたえがあるため、自然に早食いを防ぐことができます。

ビタミンB_1で糖質を燃やし、食物繊維で腸内環境を整える

減量して尿酸値を下げるには、主食のご飯を精白米から玄米に替えることをおすすめします。玄米は、精米の過程で外側のもみを取り除いただけなので、ぬかや胚芽がそのまま残っており、白米よりも多くのビタミンやミネラルをとれます。

中でも糖質の代謝に欠かせないビタミンB_1が多く、効率よく糖質を燃焼させてカロリー消費を助けます。食物繊維も多く、腸内環境を整え、便秘解消にも役立ちます。

パンや麺類も精白されていないものや雑穀が配合されたものを選ぶと、不足しがちなビタミンやミネラル、食物繊維を補給できます。

白いお米よりも栄養が豊富

＜玄米 VS 白米＞（100g あたり）

カロリー 353kcal

WIN カリウム 230mg

WIN たんぱく質 6.8g

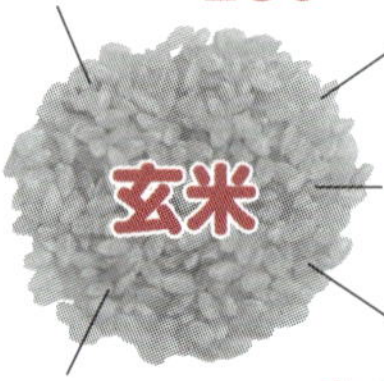

WIN ビタミンB_1 0.41mg

WIN 食物繊維 3.0g

不飽和脂肪酸 1.72g WIN

VS

カロリー 358kcal

カリウム 89mg

たんぱく質 6.1g

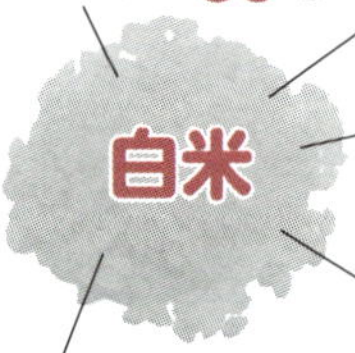

ビタミンB_1 0.08mg

食物繊維 0.5g

不飽和脂肪酸 0.52g

この成分が Good!

たんぱく質
体をつくる栄養素。筋肉量が増えれば、消費カロリーが増え、リバウンドを防げる。

ビタミンB_1
糖質の分解を促進する効果がある。

食物繊維
糖質の吸収をおだやかにする。満腹感も得られる。

カリウム
塩分を排出する働きがある。高血圧の予防に効果的。

食べ方を工夫することで食べすぎ防止で肥満予防になる

玄米は白米に比べて見た目も茶色っぽく、硬くかみごたえがあります。白いご飯に慣れている人は、初めはちょっと硬すぎると感じるかもしれません。実際、精白米の白いご飯と違い、よくかんで食べないと消化不良を起こすこともあります。

しかし、このかみごたえのある特徴を利用し、よくかんで、ゆっくり食べることで満腹中枢が刺激され、食べすぎを防げます。また、豊富な食物繊維のおかげで腹持ちがよいので、尿酸値を下げるために食事量を制限しているときでも満足感があります。

玄米習慣のアイデア

食べるアイデア①

「玄米炊き込みご飯」にする

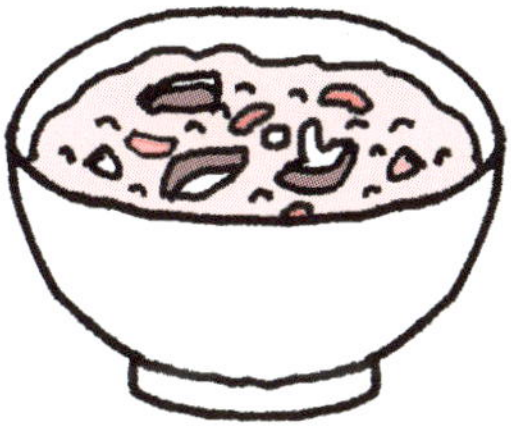

ごぼうで糖質をエネルギーに変えやすく

ごぼうには食物繊維が豊富なので、玄米のビタミンB_1の効果（右ページ）と相乗効果で糖質の吸収を抑えられる。

きのこで尿をアルカリ化&メタボ対策

きのこには尿をアルカリ化して尿路結石を防いだり、メタボにも効果があるとされている。

食べるアイデア②

玄米が食べづらければ「胚芽米」から

玄米の硬さや色に抵抗があるようなら、まずは胚芽米を取り入れてみる。白米に混ぜて炊いてみよう。

カロリー 354kcal（100g あたり）

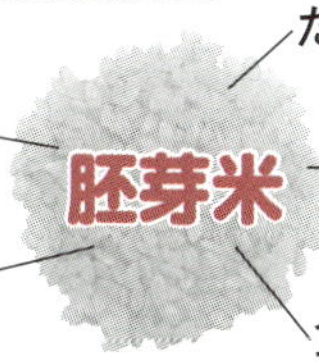

たんぱく質 6.5g

カリウム 121mg

ビタミンB_1 0.23mg

不飽和脂肪酸 1.21g

食物繊維 1.3g

食べ方のポイント①

炊く前に6時間ほど水にさらす

水にさらすことで、芯が残らずやわらかくなる。塩を一緒に水に入れることで、アク抜きもでき、食べやすくなる。

食べ方のポイント②

よくかんで食べる

硬い殻に覆われている玄米は消化しづらい。消化不良を起こさないよう、1口あたり30～50回はかむようにする。かむことで満腹中枢が刺激され、満足感も得られる。

特効ルール　食事

「だし」のうまみで高血圧の合併を防ぐ

高尿酸血症の人は、高血圧を高い割合で合併しています。塩分のとりすぎは、血圧を上げる原因のひとつです。調理法を工夫して、減塩を心がけましょう。

塩分は1日8g以下を目標に徐々に薄味に慣れていく

高尿酸血症や痛風のある人は、もともとプリン体の特徴である、コクがある濃い味付けを好む傾向があります。そのため、塩分のとりすぎによって高血圧を合併していることも少なくありません。

高血圧はそれだけでも動脈硬化を促し、心筋梗塞《こうそく》や脳卒中の危険因子となるため怖いのですが、さらにやっかいなのは腎臓にも影響することです。**高血圧が続くと腎臓の濾過《ろか》機能が低下して、尿酸の排泄にも悪影響を及ぼすことになるからです。**

対策として、食事からとる塩分を減らすことが大切です。目安は、**1日8g以下**です。しかし、濃い味付けからいきなり食塩を減らすと、味気なく、長続きしないので、少しずつ薄味に慣らしながら減らすとよいでしょう。

最近は、減塩食品や減塩調味料も豊富に揃っているので、上手に料理に取り入れていくと減塩しやすくなります。

加工食品は「隠れ塩分」あり

食塩8gは意外と少ない

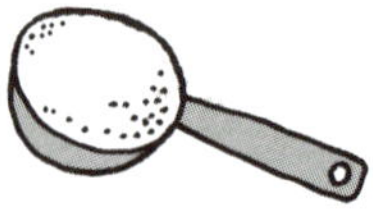

食塩8gは、小さじ大盛り1杯くらい。

食パン（8枚切り）
10枚分
（1枚あたり0.8g）

ロースハム（1枚20g）
16枚分
（1枚あたり0.5g）

うどん（1玉250g）
10玉分
（1玉あたり0.8g）

食パンなど、塩気を感じにくい食品にも塩分が含まれているので注意する。既成品の栄養成分表示では、塩分は「ナトリウム」と表記されていることが多い。

だしのうまみを利用すれば満足感が得られる

薄味にすると、物足りなさからついつい食卓で塩やしょうゆを足してしまう人がいます。これを防ぐには、薄味を補う工夫が必要です。

それには、**だしのうまみを利用します。**かつおぶしにはプリン体が多いのですが、だしとして料理に使う量はわずかです。そのまま食べるわけではないので、気にしなくても大丈夫です。

だしのうまみやスパイスの香り、酢の酸味などで変化をつければ、薄味でも十分においしく食べられます。

薄味にプラスしたい3つの味

① だしの うまみ

健康的にうまみを感じられる

人間が「おいしい」と感じるのは塩味、甘み、そしてうまみ。だしのうまみは体への悪影響がない。薄味でもうまみがあればおいしく食べられる。

<おすすめ食材>

干ししいたけ

かつおぶし

煮干し

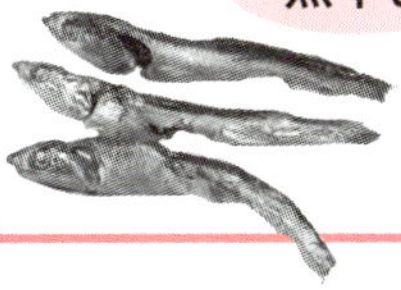

Point

プリン体は気にしないでOK

乾物にはプリン体が多く含まれる（P30）が、だしに使う量はほんのわずかであるため、プリン体の心配はしなくて大丈夫。

② スパイスなどの 香り

味に変化がついて飽きずに食べられる

香辛料を使うことで、味わいが変化する。また、胃を刺激して胃液の分泌を促し、消化を助ける働きもある。

<おすすめ食材>

さんしょう

バジル

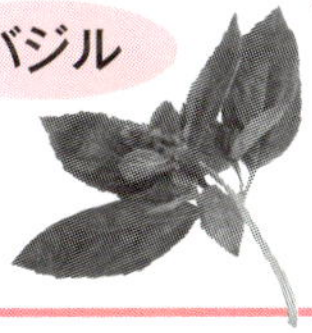

とうがらし

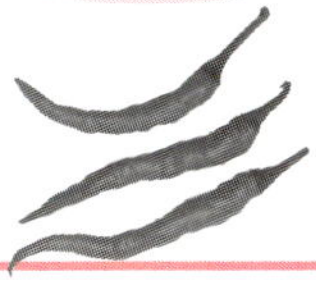

③ 酢などの 酸味

酢でコクも感じられる

料理に酢を使うと、コクが生まれる。また、ブドウ糖を効率よくエネルギーに変えてくれるので、ダイエットにも適している。

<おすすめ食材>

酢、レモン、すだち など

特効ルール 食事

ひじきや納豆の「カリウム」で塩分排出

高尿酸血症と合併しやすい高血圧対策として、塩分（ナトリウム）の排出を促すカリウムが効果的です。ただし、腎機能が低下している場合は注意が必要です。

人の体では、細胞の内側にはカリウムが、外側にはナトリウムがあり、細胞の水分バランスを保っています。塩分のとりすぎで血圧が上がるのは、細胞内のナトリウム濃度を調節するために体内の水分量が増えるからです。血圧を下げるのに減塩が有効なのはこのためです。さらに、余分な塩分の排出を促すとより効果的です。

塩分のとりすぎでナトリウム過多になったとき、カリウムを補給するとナトリウムの排出が促されます。その際に余分な水分が排泄されるため、血圧が下がるのです。この仕組みを利用するには、野菜や果物、海藻類などがおすすめです（上参照）。

カリウムは余分な塩分の排泄を助けてくれる

ナトリウムと同じだけのカリウムを

カリウムは、野菜や果物、海藻類に多く含まれる。

野菜類　積極的にとりたい

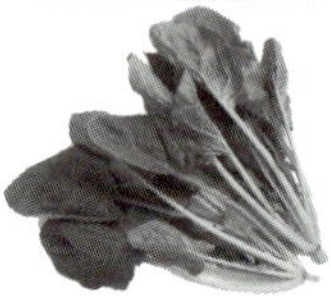

ほうれん草

大根

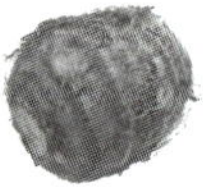

さといも

など

果物類　とりすぎはNG

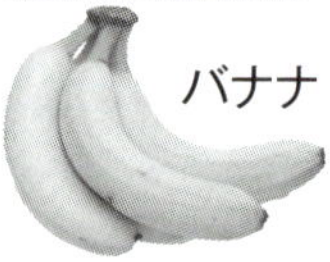

バナナ

干し柿

など

豆・海藻類

納豆

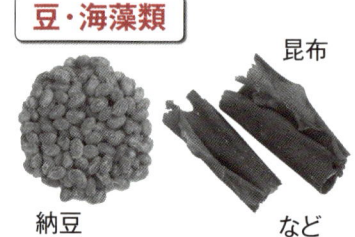

昆布

など

腎臓の機能が低下している人は、とりすぎ注意

腎機能が低下していると、カリウムの排泄ができなくなり、「高カリウム血症」という病気になることもある。医師の指示に従うようにする。

水に流出しやすいので さらしすぎ、ゆですぎに注意する

カリウムは水溶性なので、調理の際に流失しやすいので注意します。

長時間水にさらしたり、ゆですぎたり、煮すぎたりすると溶け出てしまいます。生で食べられるものは、さっと洗ってすぐに食べると損失が少なくて済みます。

スープや煮汁ごと食べるときは、プリン体や塩分のとりすぎになることもあるので、高プリン体食品や塩味に注意してください。

また、カリウムが多い食材だからといって、濃い味付けにして塩をとりすぎると意味がありません。味付けは、あくまで薄味が基本です。

調理の工夫でカリウム摂取

POINT1

水にさらしすぎない

カリウムは水に溶けやすいため、長時間水にさらしたりすると流出してしまう。煮ることによって約30%が失われる。

豆、いも類は流出しにくい

POINT2

高プリン体のものでなければ煮汁まで飲む

水に溶けたカリウムも摂取するため、煮汁は飲んだほうがよい。ただし、プリン体も水に溶けやすいので、肉などと一緒に煮た場合は注意する。

POINT3

味付けのときに塩分を使いすぎない

塩分を排出するためにカリウムをとっているのに、味付けで塩を多く使っては意味がない。薄味を心がける。

粗塩にはカリウムが含まれる

粗塩は、カリウムを多く含んでいる。塩味をつけたいときは粗塩を使うとよい。

サプリメントではなく食品からとる

カリウムは、サプリメントからの摂取だと効率が悪い。なるべく食材から摂取するのが望ましい。あくまでも栄養の補助ととらえ、サプリメントだけに頼ることは避けたほうがよい。

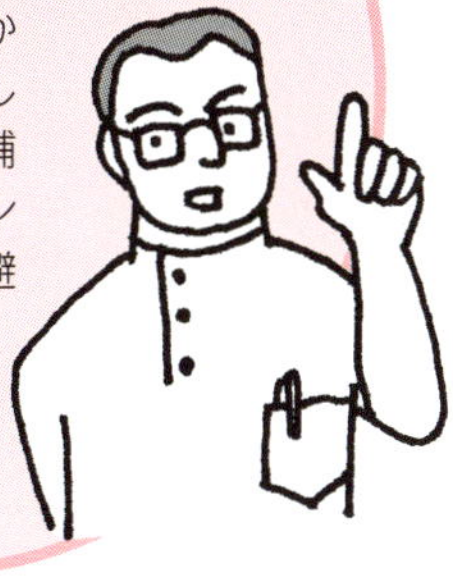

食生活改善に運動をプラスして体重を落とす

高尿酸血症や痛風は、肥満との関わりが強く、減量することによって改善します。食生活の改善に加えて運動などによって消費カロリーを増やせば、さらに効果が高まります。

肥満を解消して尿酸値を下げるには食事制限だけでなく運動も必要

高尿酸血症や痛風の人は肥満ぎみのことが多く、尿酸値を上げる一因にもなっています。つまり、尿酸値を下げるには減量が必須なのです。

減量するにはまず食生活を見直しますが、運動をプラスするとより効果的です。脂肪を1kg減らすには、約7200kcal消費する必要があり、食事制限だけで減らすよりは、運動もしたほうが効率的です。

運動というと、スポーツジムに通うほうがいいのかと思うかもしれませんが、運動はそれだけではありません。普段の生活でこまめに動いて活動量を増やすだけでも効果があります（P76参照）。

カロリー消費の３ポイント

カロリーを消費する方法は、運動だけではない。生活をする中でも消費している。

① 基礎代謝

生命維持で消費するカロリー

心臓を動かすなど、生命を維持するためにカロリーは消費されている。動いていなくても、寝ているときでも基礎代謝によって消費はされている。

運動によって増やせる

運動によって基礎代謝は上がる。筋肉がつけばさらに基礎代謝がアップしてやせやすくなる。

運動習慣がない人は「生活活動」でカロリー消費

運動をする時間が取れないとしても、普段の生活の中で工夫をすれば、消費カロリーを上げることができる。

➡P76～

カロリーを消費する方法

身体活動

体を動かすことによってカロリーを消費する方法。

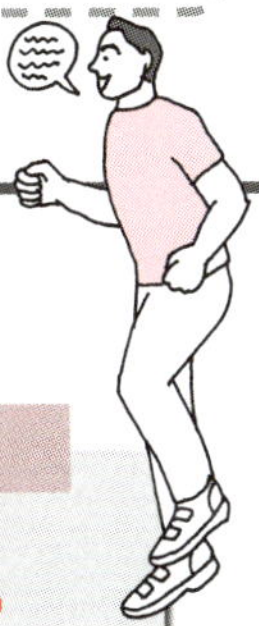

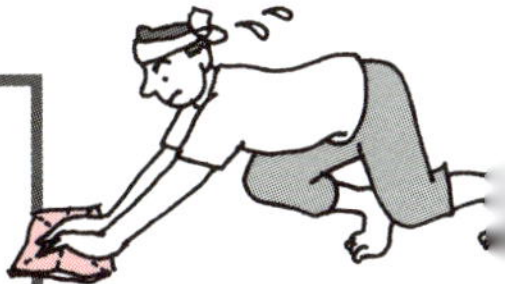

❷ 生活活動

日常生活を送ることで消費する

「運動しよう」と意識しないでも、日常生活の中で体を動かすことを通じてカロリーを消費している。

たとえば　階段の昇り降り
通勤のために歩く
掃除で体を動かす　など

❸ 運動

意図的に行ういわゆる“運動”

趣味や健康増進のために、意図して体を動かすこと。スポーツはここにあてはまる。消費量は大きい。

たとえば　ウオーキング、ジョギング、
ゴルフ、水泳、
ジムで鍛える　など

気をつけたい運動の落とし穴「脱水」

運動によって汗をかくと、体内の水分が少なくなり、尿が濃くなる。尿中の尿酸濃度が上がるので、こまめに水分補給をする。

尿酸値を下げるための運動は、やり方によってはかえって悪化することもあります。運動には、上記のような〝落とし穴〟があることも知っておきましょう。

まず、運動するときは脱水状態にならないようにします。体の水分が失われ、尿が濃くなると尿酸値が上がり、結石の原因にもなります。

〝運動後のビール〟はよくやりがちですが、尿酸値を下げるために運動しているのですから、飲酒のルールは守ってください（P44参照）。

また、運動して、いつもよりお腹がすいて食べすぎるというのも本末転倒です。減量のための運動だということを忘れないようにしましょう。

さらに、激しい運動（無酸素運動）は、逆に尿酸値を上昇させます（P92参照）。くれぐれもやりすぎには注意します。

特効ルール　運動

エレベーター、エスカレーター封印で歩数を増やす

地下鉄の駅から地上に出る際には、エスカレーターではなく階段を使うなど、普段の生活の中で歩数を増やす工夫をしましょう。小さな積み重ねで、消費カロリーを増やし、尿酸値を下げましょう。

エレベーターを階段に変えれば消費カロリーは約5倍に

普段、体を動かす機会は意外に多いものです。それを有効活用します。こまめに動けば、消費カロリーも増えます。〝チリも積もれば方式〟で消費カロリーを稼ぎ、肥満を解消して尿酸値を下げましょう。

一番効率がよいのは、移動手段を変えること。エレベーターやエスカレーターをやめて、階段を使います。自転車で行ける距離なら、車やバスもやめましょう。便利なものに頼らないようにすればよいのです。

室内でも同様です。座りっぱなしで家族に全部やってもらったり、リモコン操作で済ませたりするのではなく、自ら動くのがポイントです。

通勤時にひと工夫

車通勤 から **電車通勤** にチェンジ

車だと家から目的地まで座ったまま。電車通勤で電車内でも立っていればさらに消費カロリーが増える。

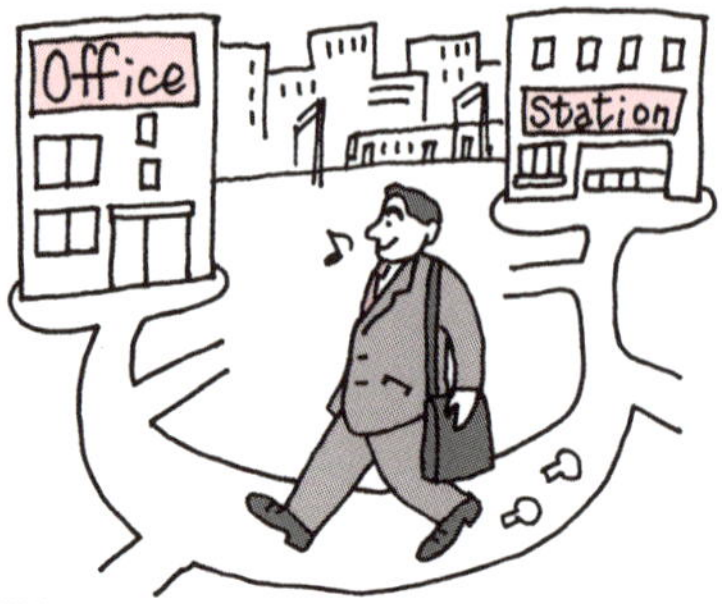
Office
Station

エレベーター エスカレーター から **階段** にチェンジ

いきなり何階分もの階段を昇るのは膝に負担がかかることもある。徐々に昇る階段の数を増やす。さらに慣れたら1段飛ばしで昇るのもよい。

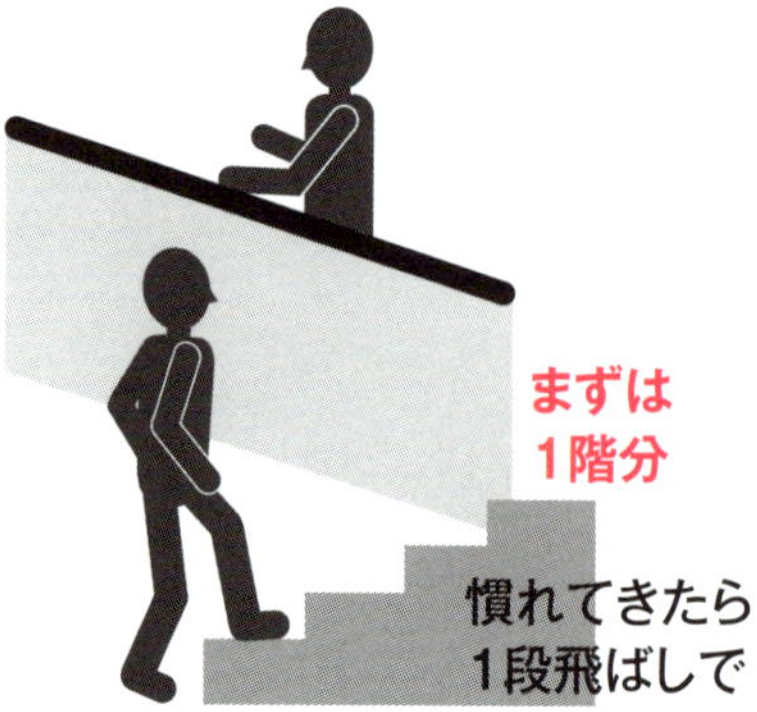
まずは
1階分
慣れてきたら
1段飛ばしで

社内でも家の中でも活動量は増やせる

コピー、お茶汲みは自分で

人に頼んでやってもらうのではなく、オフィス内で自発的に動くようにする。

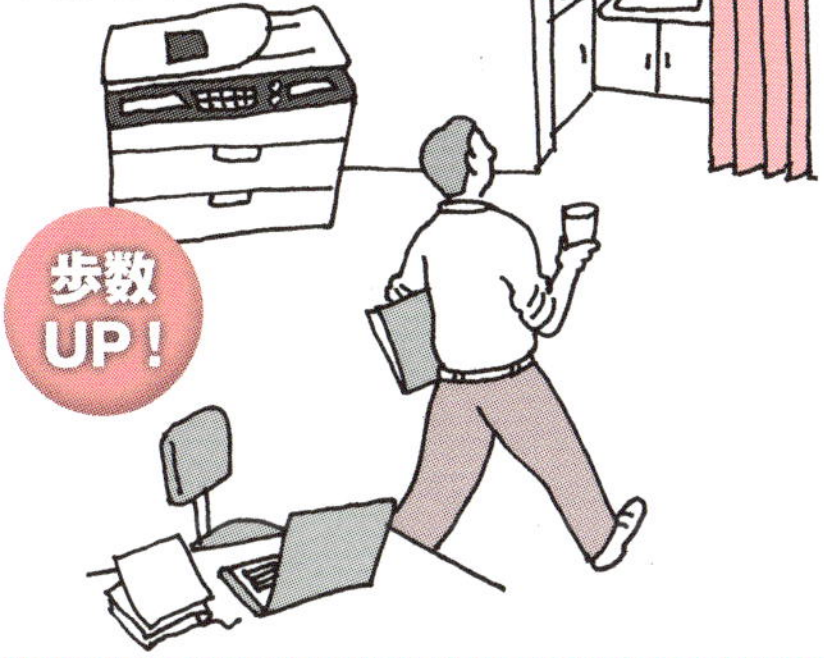

+αで尿酸値を下げる

仕事中に水1ℓ補給

尿酸を排泄するのを促すため、仕事中にも水分補給を。

➡P32

+αで尿酸値を下げる

食後にはコーヒー1杯

コーヒーには尿酸を下げる効果あり。飲むならブラックか低脂肪乳で。

➡P36

ランチは少し離れたところまで歩いて行く

近くのコンビニに行くのではなく、少し離れた場所まで歩く。品数の多い定食屋だとなおよい。

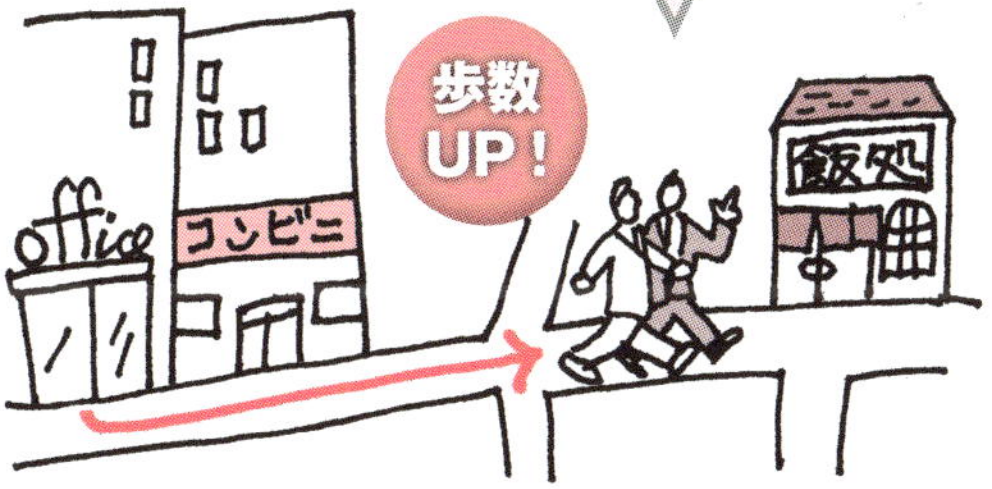

リモコンを使わずに主電源を入れに行く

エアコンやテレビは、リモコンがあると動かずに済んでしまう。本体の電源を入れに行けば歩数が増える。

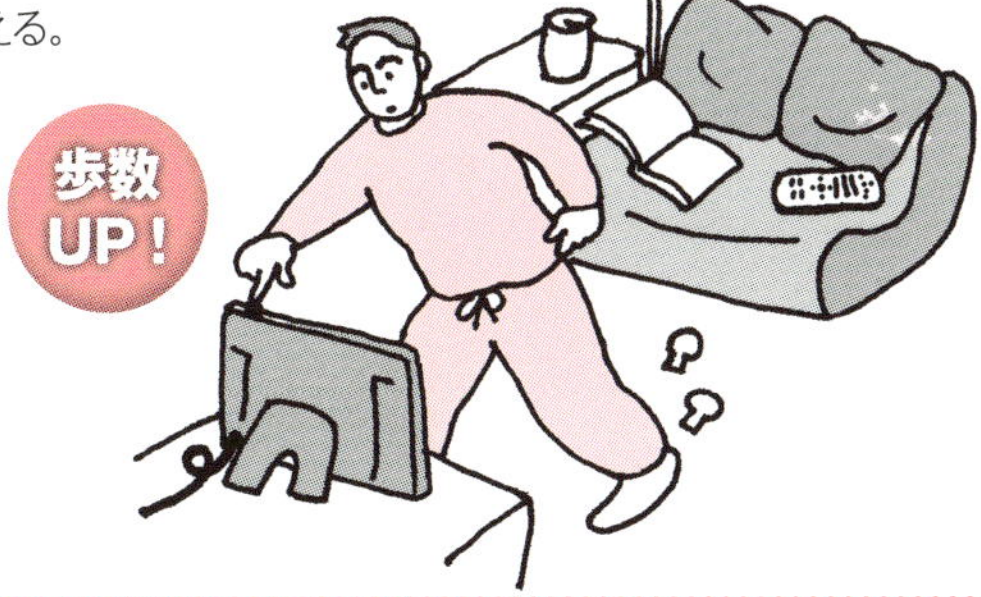

小さな積み重ねでもあなどれない

テレビまでの歩数などは、1回だけではとても少ないように感じるが、毎日何度も行えばかなりの歩数になる。座って一歩も動かないよりは格段にカロリーを消費できる。

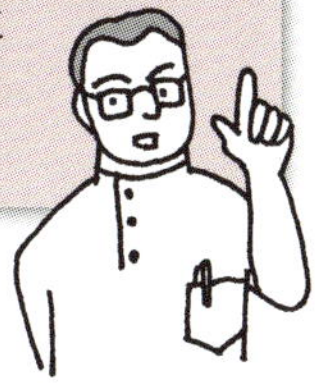

特効ルール　運動

会社の行き帰りに1駅ウオーキングで減量

運動する時間がない人でも、いつもより少し早く家を出て、1駅分歩いてみましょう。行きに1駅、帰りに1駅歩くことで、1日30分のウオーキングになります。

1日30分のウオーキング時間を確保する

30分の運動はこま切れでもOK

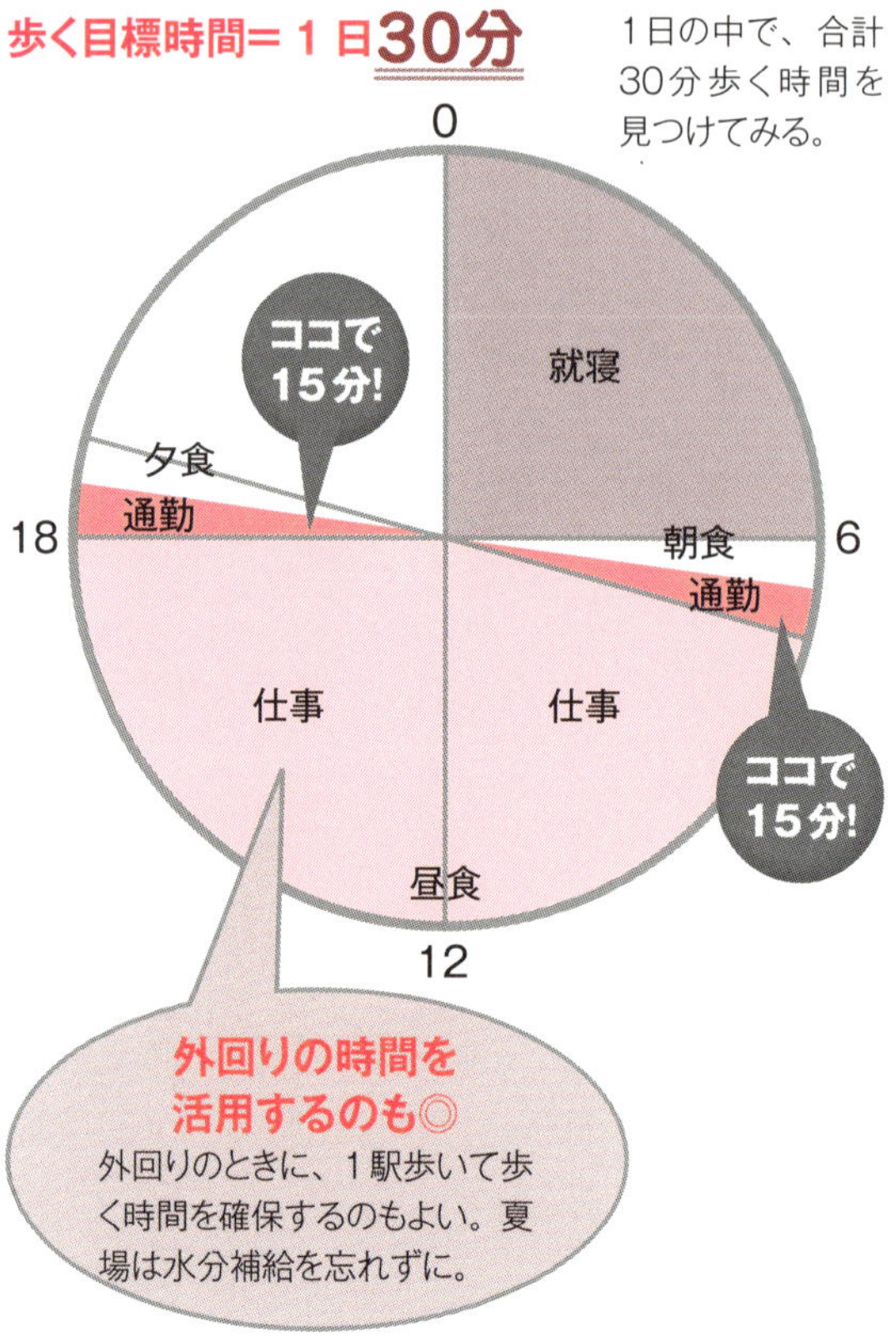

歩く目標時間＝1日30分
1日の中で、合計30分歩く時間を見つけてみる。
0
6
12
18
就寝
朝食
通勤
仕事
昼食
仕事
通勤
夕食
ココで15分!
ココで15分!
外回りの時間を活用するのも◎
外回りのときに、1駅歩いて歩く時間を確保するのもよい。夏場は水分補給を忘れずに。

高尿酸血症や痛風に最適な運動がウオーキングです。有酸素運動は効率的にカロリーを消費でき、肥満を解消して尿酸値を下げます。また、負荷が強すぎず、痛風発作のリスクも少なく、おすすめです。

減量のために歩く場合、1日の中で計30分は歩くようにします。忙しくてまとまった時間がとれない場合は、通勤時間を活用しましょう。30分連続で歩かなくてもよいので、できるだけ歩く時間を確保します。

たとえば、駅までのバスや自転車をやめて徒歩にしたり、1駅手前で降りて目的地まで歩いたりすれば、歩く時間をとりやすくなります。

1駅ウオーキングの間に頭も心もリセットする

通勤中の「1駅ウオーキング」3ポイント

POINT1

“歩くこと”だけに集中。仕事のことは考えない

歩くという行為だけに集中する。仕事から頭を切り離してリフレッシュする。

POINT2

リュックサックで両手をあける

しっかり腕を振れるように両手をあける。左右のバランスが均等になるリュックがおすすめ。

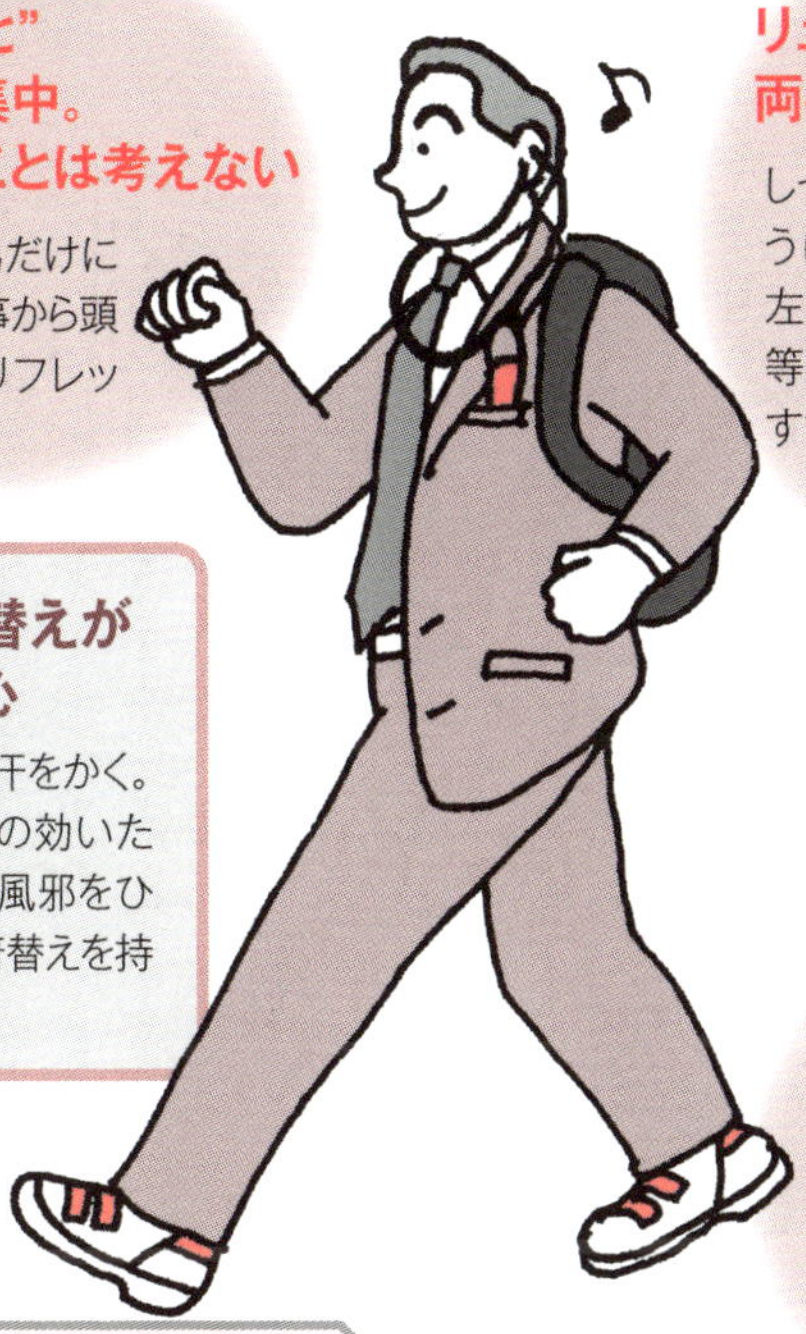

夏場は着替えがあると安心

夏場は歩くと汗をかく。そのまま冷房の効いた部屋に入ると風邪をひく可能性も。着替えを持っていこう。

POINT3

行き帰りだけでもウオーキングシューズに

靴は歩きやすいものがよい。会社に革靴を置いておき、通勤時の1駅ウオーキングではウオーキングシューズに。

+α エレベーター、コピー待ちで使える

足踏み運動

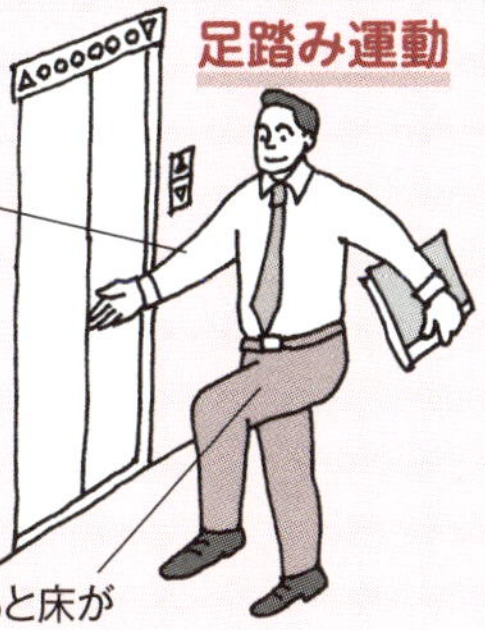
腕を大きく振る
太ももと床が平行になるまで上げる

その場で足踏みをするだけでもエネルギー消費できる。立ち止まっている時間を利用する。

ウオーキングの際は動きやすいスタイルにして、腕を振り、いつもより歩幅を大きくするとカロリーを消費しやすくなります（上図）。

雨や雪など悪天候でウオーキングができないときは、「足踏み運動」がおすすめです。これなら室内でも運動でき、エレベーター待ちなど、隙間の時間にもできます。こうしてこまめに動くことで、消費カロリーを増やしていけば自然にやせやすくなってきます。

特効ルール 運動

仕事の合間に座ってできるエクササイズをする

オフィスの椅子を利用したエクササイズを行うことで、筋力をつけて基礎代謝を上げることができます。基礎代謝が上がれば消費カロリーも増え、尿酸値が改善します。

筋力がアップすると基礎代謝が増えて消費しやすくなる

筋力UP編

座ってできるエクササイズ

<足上げエクササイズ> 足を上げるエクササイズで腹筋を強化する。

腹筋に効く！

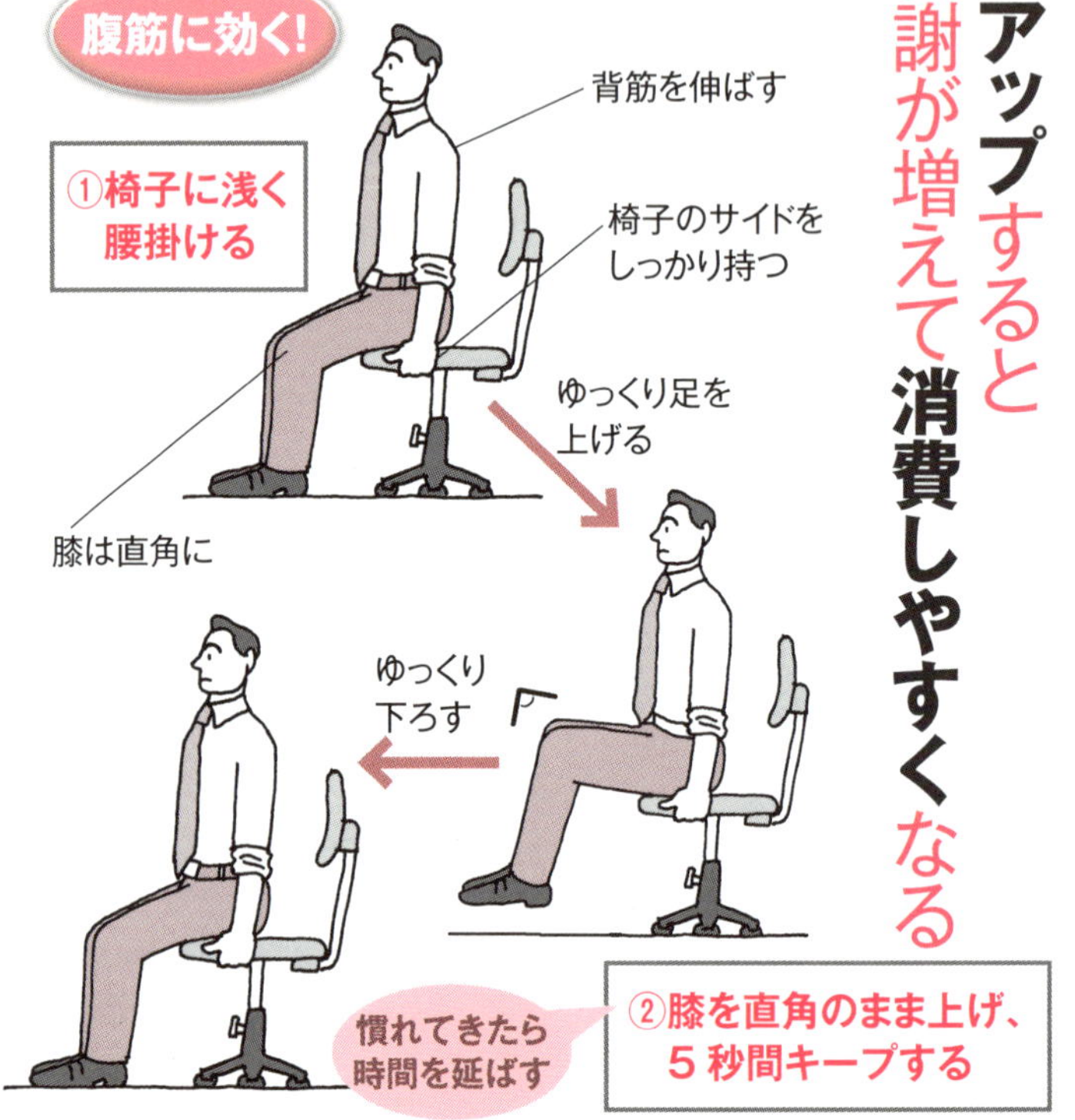
背筋を伸ばす
①椅子に浅く腰掛ける
椅子のサイドをしっかり持つ
ゆっくり足を上げる
膝は直角に
ゆっくり下ろす
慣れてきたら時間を延ばす
②膝を直角のまま上げ、5秒間キープする

デスクワーク中心だと消費エネルギーもあまり多くありません。そこで、椅子に座ったままできる筋力アップのトレーニングを取り入れましょう。これなら仕事の合間の休憩時間などに簡単にできます。

脂肪は筋肉に運ばれてエネルギーとして燃やされるので、筋肉量が増えると、その分代謝も上がります。太ももや腹筋のように比較的大きな筋肉を鍛えると、効率よく消費エネルギーを増やすことができます。

ストレスは尿酸値を上げる要因となるので（P96参照）、ストレス解消効果のあるストレッチはその点でも有効です。

ストレス解消編

ストレッチのストレス解消効果で尿酸を増やしにくくする

座ってできるエクササイズ

<肩&首のストレッチ>

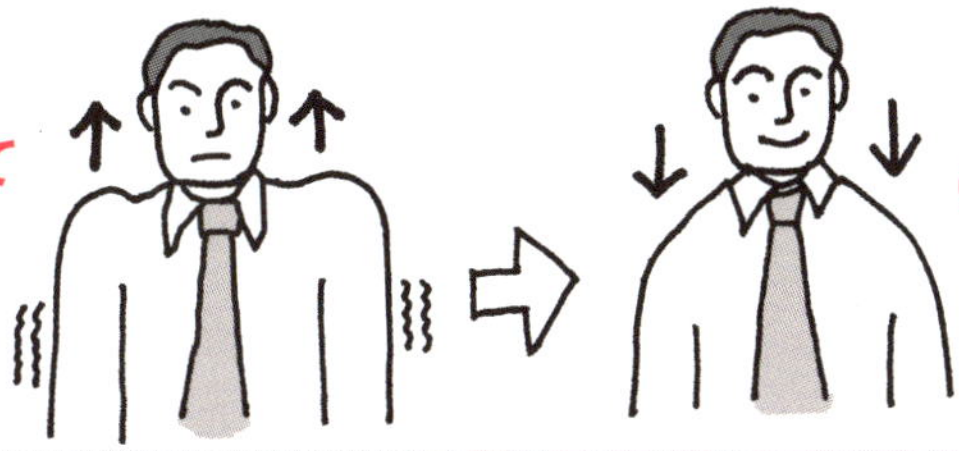
①肩を上げてぐっと力を入れる
②ストンと落とす

ストレス解消以外にも **肩こり**に効果あり!

<顔のストレッチ>

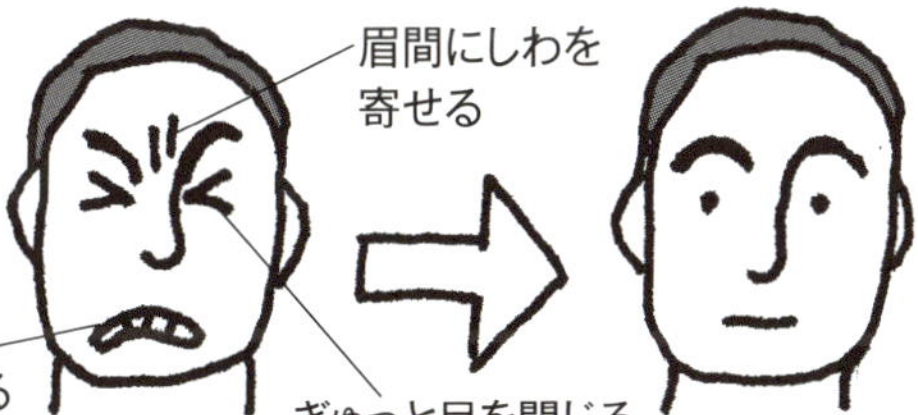
①顔に力を入れる
眉間にしわを寄せる
歯を食いしばる
ぎゅっと目を閉じる
②ゆるめる

ストレス解消以外にも **眼精疲労**に効果あり!

<腰のストレッチ>

椅子の背を持ち、体をひねる
左右両側行う
下半身は正面に向ける

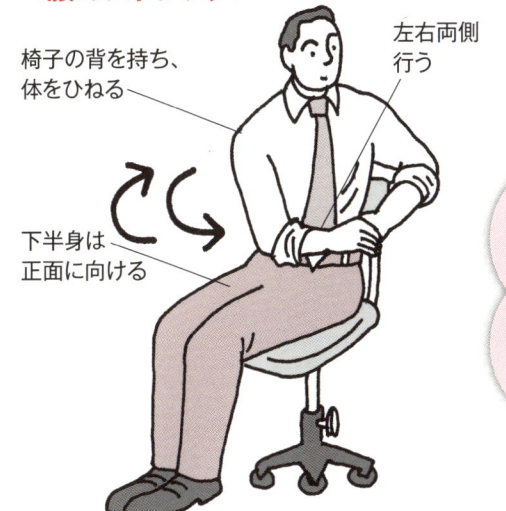

ストレッチにはメリットがたくさん

可動域が広がる
動く範囲が広がるので運動効率が高まる。

ストレス解消
筋肉の緊張をほぐすことで、精神的にもリラックスできる。

↓

尿酸値を上げにくくする

特効ルール　運動

ストレッチでやせやすい体をつくる

ストレッチをすることによって体の動く範囲を広げれば、普段の生活の中での活動でも消費カロリーが上がります。加えて、リラックス効果もあるので、尿酸値の大敵ストレスにも効果的です。

体が動く範囲（可動域）を広げて消費カロリーをアップさせる

運動の前後にストレッチを取り入れると、運動効果がアップします。関節や筋肉をゆっくりと動かしてほぐすことで、可動域（動かせる範囲）を広げることができます。可動域が広くなれば、その分体を大きく動かせるので、消費カロリーもアップし、減量の手助けになります。

さらに、ストレッチにはさまざまな効果があります。

ウオーキングやジョギングの前に準備運動として行えば血行が促され、代謝がよくなります。また、筋肉や腱《けん》をほぐしておくと、けがの防止にもなります。運動後の整理運動やクールダウンにも最適です。

さらに、ストレッチにはリラックス効果もあります。ストレスは尿酸値を上げる引き金になると考えられています。減量効果に加えてストレス解消効果によって尿酸値を下げる手助けになります。

ストレッチは特に道具もいらないので、テレビを見たり音楽を聴いたりしながらでもできます。ぜひ、毎日の習慣に取り入れましょう。

ストレッチの効果的なタイミング

ストレッチをするなら、以下のタイミングで行うと効果的。

運動前　**可動域を広げ、けが防止にも**

運動前にストレッチをすれば、可動域が広がって効率が上がる。

お風呂上がり

血行がよくなってリラックス効果も

入浴後は体が温まり、やわらかくなっているので伸ばしやすい。

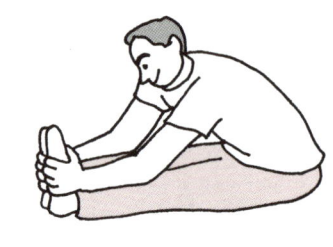

上半身、下半身をそれぞれ伸ばすストレッチ

下半身のストレッチ

股関節を重点的に

足の根元である股関節を伸ばして柔軟性を上げれば、ウオーキングでも消費カロリー UP。

1 足の裏を合わせ、体に近付ける

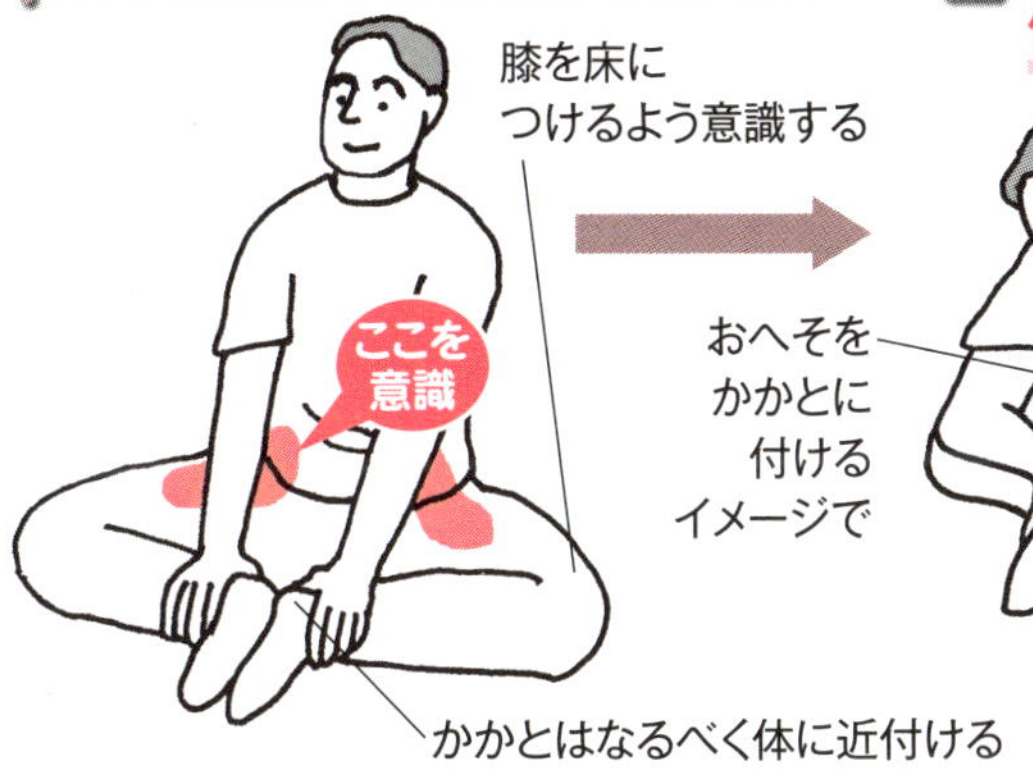
膝を床に
つけるよう意識する
ここを
意識
かかとはなるべく体に近付ける

2 ゆっくり上体を前に倒して 10 秒キープ

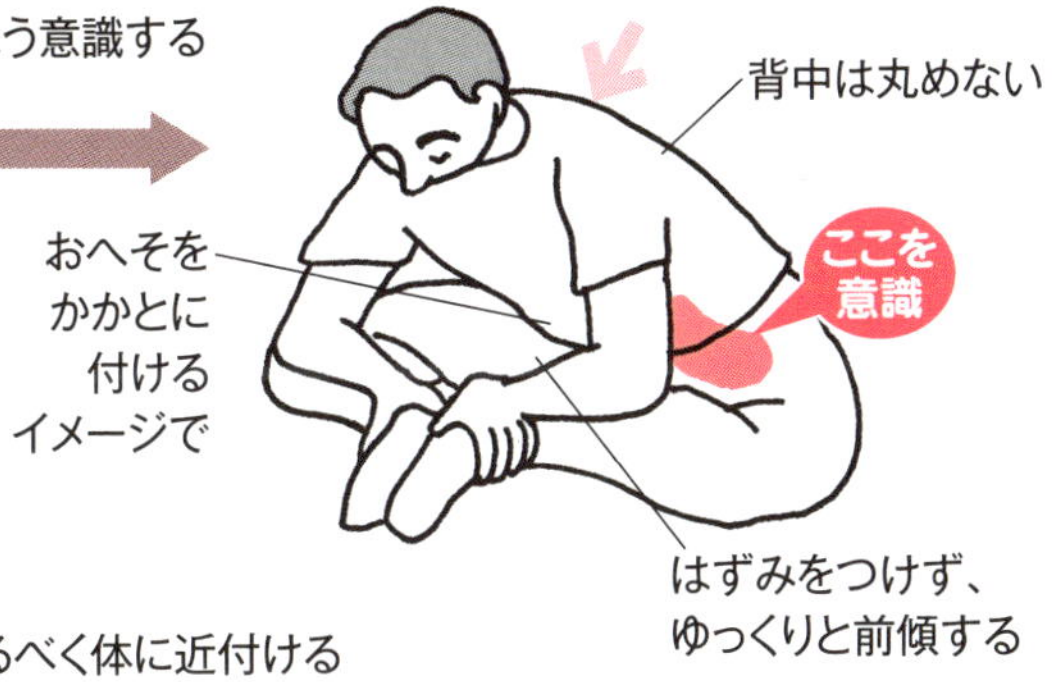
背中は丸めない
おへそを
かかとに
付ける
イメージで
ここを
意識
はずみをつけず、
ゆっくりと前傾する

上半身のストレッチ

肩の周りをほぐすと、ストレス解消にもなる

肩と首回りはオフィスワークなどで凝りやすい。休憩時間などにこまめに回してリラックス。

1 肩甲骨を思い切り寄せて 10 秒キープ

2 力を抜いてゆるめる

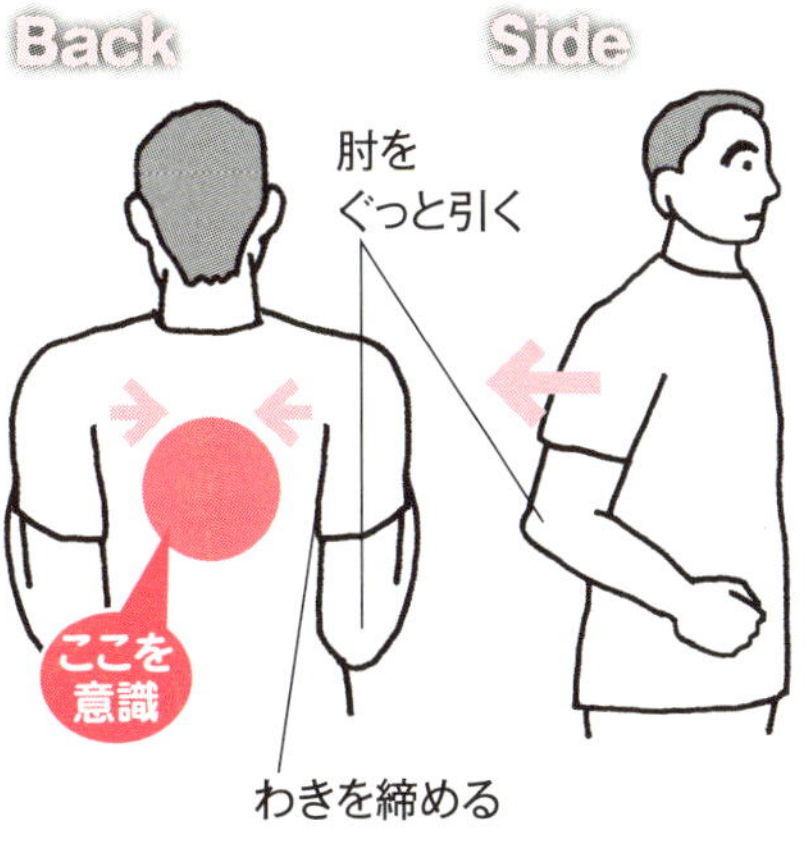
Back
Side
肘を
ぐっと引く
ここを
意識
わきを締める

3 前と後ろ、各 10 回ずつ肩を回す

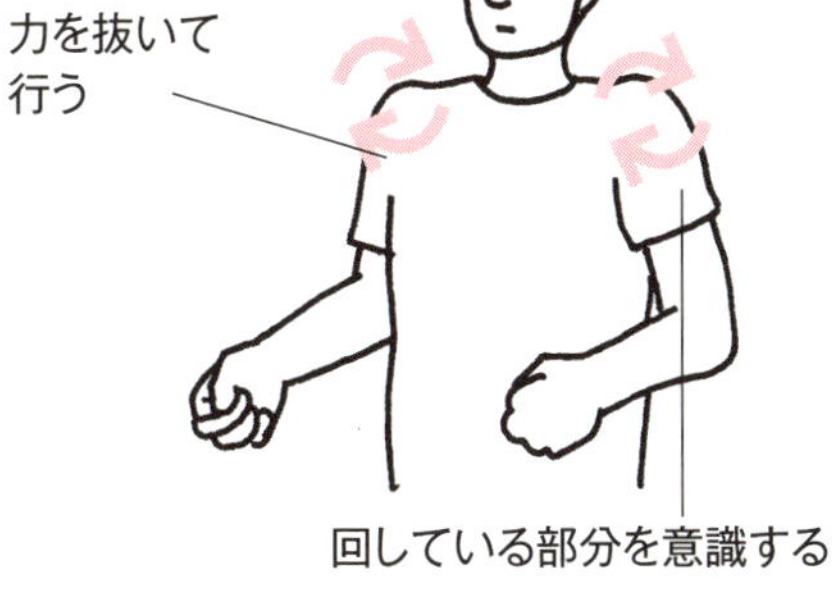
力を抜いて
行う
回している部分を意識する

特効ルール　運動

掃除は活動量UP＋ストレス解消で尿酸値に効く

日常生活の中で活動量を上げる方法として、掃除が有効です。体を動かして行う掃除は、減量にも、ストレス解消にもなり、尿酸値を下げるためのダブルの効果が期待できます。

風呂掃除を30分すれば、140kcalを消費できる

家事も工夫次第で消費エネルギーアップにつながります。減量し、尿酸値を下げるためにも積極的に家事に参加するとよいでしょう。

掃除や洗濯などの家事は、大した消費エネルギーはないと思われがちですが、メッツ（下記参照）にあてはめてみると意外にエネルギーを使っていることがわかります。

メッツとは、その活動（運動）によって、安静時の何倍のカロリーを代謝するかを表した数字です。

メッツを使って計算すると、掃除や洗濯でどのくらいのカロリーを消費するのかがわかります。実際に計算してみると、家事はとてもよい運動になることがわかります。

掃除や洗濯などの家事は、身の回りがきれいになっていくのが実感でき、ストレス解消の効果もあります。手始めに、週末だけでも家事をしてみるとよいでしょう。

運動の強さを示す「メッツ」

「メッツ」は運動の強度を示す単位。行った時間と自分の体重に1.05をかけることで、消費したカロリーを算出できる。

座って安静にしている状態

↓

1メッツ

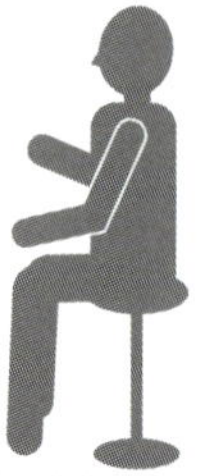

カロリー消費量の計算方法
メッツ×時間×体重× 1.05

たとえば……

歩行（3 メッツ）を体重75kgの人が1時間 30 分行うと

3 メッツ× 1.5 時間× 75kg ×1.05=354.3kcal 消費する

運動によって消費するカロリーはその人の体重によって異なる。そのためにメッツに時間と体重をかける。

家事の消費カロリーランキング

1位 風呂掃除／草むしり＝ 4 メッツ

かがんだ状態で動くので、カロリーを消費しやすい。

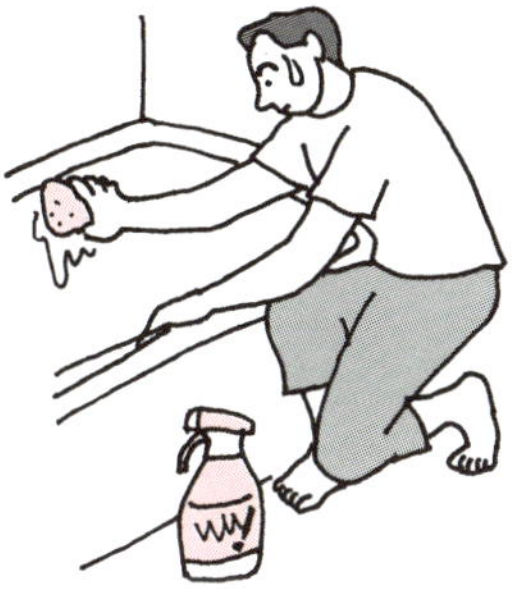

Level Up!

柄の短いブラシやスポンジを使って体を動かす

長い柄がついているブラシなどを使うと、あまり体を動かさないでも掃除できてしまう。あえて短いものにして全身を使う。

30 分続けた場合

体重 70kg の人なら
147kcal 消費!

体重 75kg の人なら
157.5kcal 消費!

体重 80kg の人なら
168kcal 消費!
［食パン（8 枚切り）約1枚分相当］

2位 床を拭く＝ 3.5 メッツ

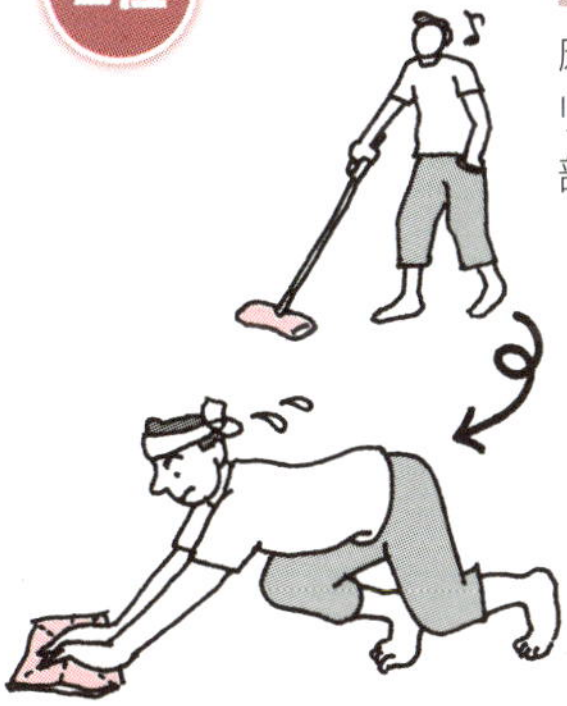

床を拭くときにかがむ体勢がカロリー消費につながる。動き回って部屋の隅々まで行う。

Level Up!

雑巾がけで全身運動

望ましいのは雑巾がけ。全身を使うことができる。

30 分続けた場合

体重 70kg の人なら
128.6kcal 消費!

体重 75kg の人なら
137.8kcal 消費!

体重 80kg の人なら
147kcal 消費!

3位 洗濯物干し＝ 3 メッツ

洗濯物をとるときにかがんだり、干すときに体を伸ばしたりすることで全身運動になる。

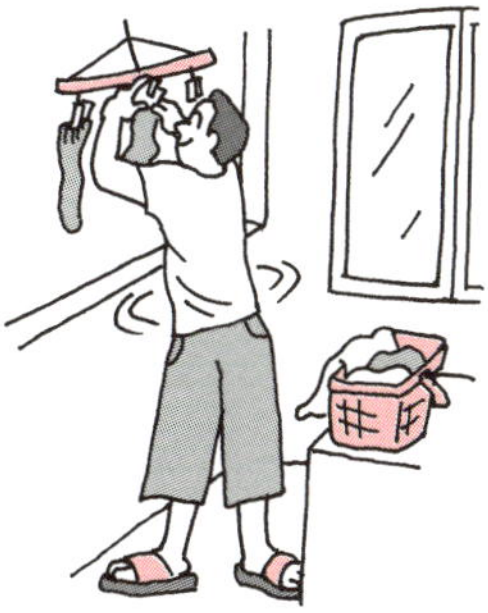

Level Up!

ひねり運動をプラス

上体をひねりながら洗濯物を干せば体幹が鍛えられる。

30 分続けた場合

体重 70kg の人なら
110.2kcal 消費!

体重 75kg の人なら
118.1kcal 消費!

体重 80kg の人なら
126kcal 消費!

内臓脂肪を撃退する呼吸と立ち方

腹式呼吸を行うと、内臓脂肪を燃焼しやすくなります。また、姿勢に気をつけて立っているだけで、インナーマッスルが鍛えられて基礎代謝が上がり、カロリー消費の効率がアップします。

意識的に腹式呼吸をすることで脂肪燃焼＋ストレス解消

お腹の動きを意識して行う

Step1 目を閉じて体の力を抜く

体勢は、立っていても座っていてもOK。

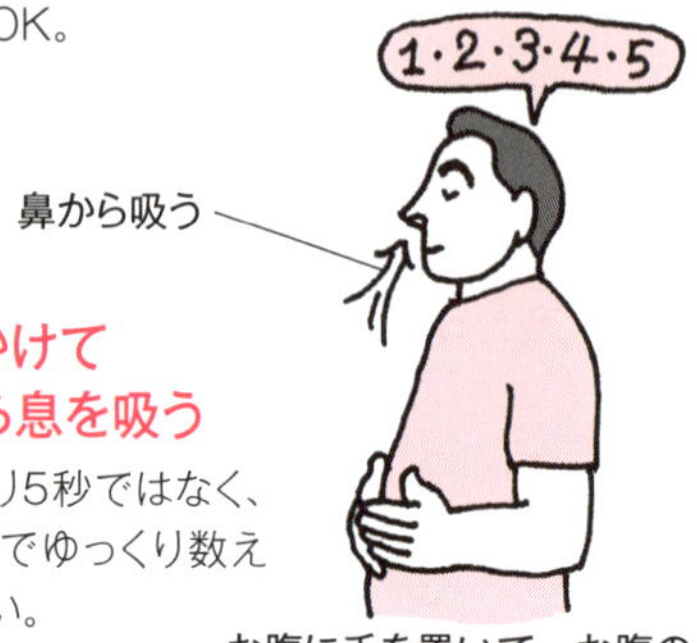

Step2 5秒かけて鼻から息を吸う

ぴったり5秒ではなく、頭の中でゆっくり数えればよい。

お腹に手を置いて、お腹のふくらみを確認する

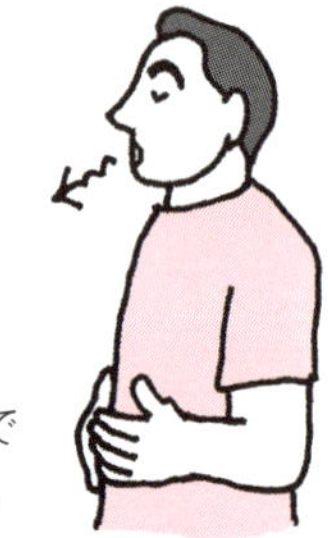

Step3 15秒かけてゆっくり口から息を吐く

少しずつ息を吐き、最後まで吐ききる。お腹を凹ませる。

Step1～3を数分間繰り返す

普段、私たちが無意識に呼吸をしているときは胸式呼吸ですが、**腹式呼吸を取り入れると脂肪燃焼やストレス解消に役立ちます。**どちらも尿酸値を下げるのに効果的です。

腹式呼吸では、お腹をふくらませたり凹ませたりして、自然にゆっくりと深い呼吸になります。横隔膜《おうかくまく》が動くことで内臓の血流がよくなり、内臓脂肪の燃焼がアップします。

また、腹式呼吸は交感神経の緊張をやわらげるので、血圧を下げる効果もあります。さらに、脳内でセロトニンという快感物質が増え、幸福感が増してリラックスでき、ストレス解消にも役立ちます。

正しい姿勢を保つと筋肉量UP。基礎代謝が上がって消費カロリーも増える

立っているときや座っているときは、自分では気づきにくいのですが、思った以上に姿勢が悪いことが多いものです。鏡に映してみると、猫背だったり、お腹がたるんで突き出ているという人もいるはずです。

こうした姿勢の悪さは筋力不足が原因です。特に、インナーマッスルといって、体の深部にある筋肉がゆるんでくると姿勢が悪くなります。インナーマッスルを意識して正しい姿勢を保つようにするだけで、消費カロリーが増え、基礎代謝が上がります。また、正しい姿勢は肩こりや腰痛の予防にもなります。

立っているときも座っているときも意識

立っているとき

立っているときは、耳、肩、くるぶしが一直線になることを意識する。

あごを引く
背筋力UP
腹筋力UP
お腹に力を入れる
お尻の穴を締めて、地面に向けるイメージ

こんなときに
電車を待っている時間
電車で立っている時間
エレベーターを待っている時間

NG
背中が丸くなる（猫背）
背中を反らしすぎる
姿勢をよくしようとして背中を反らしすぎると腰に負担がかかる。

座っているときは……

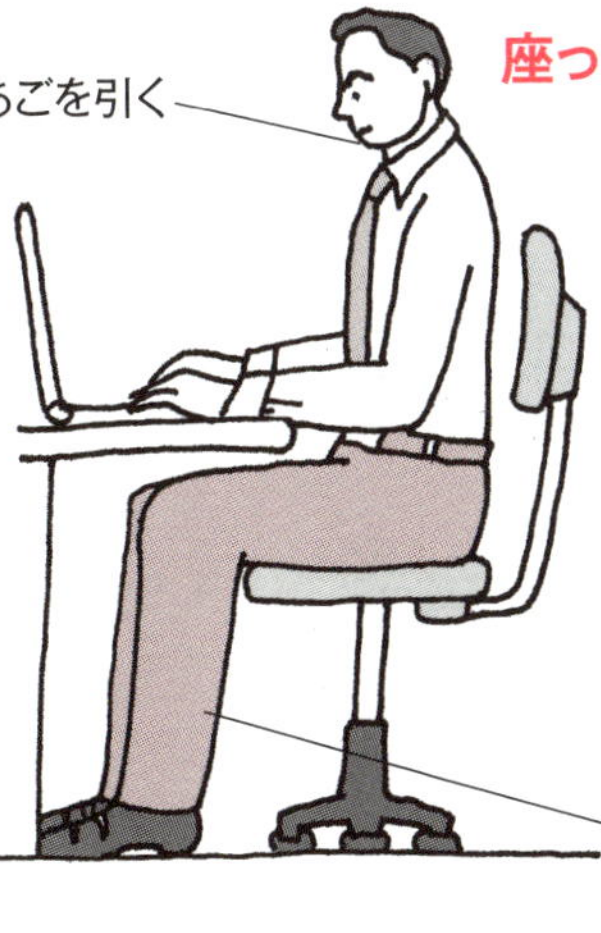
あごを引く
足を閉じて揃える

座っているときも姿勢を意識する。最初は意識的に行う必要があるが、筋肉が強化されて自然にできるようになる。

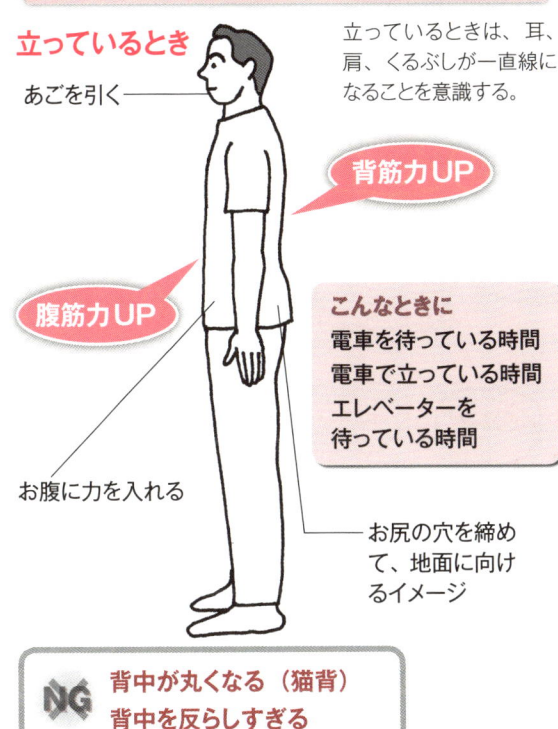

特効ルール 運動

自分の運動レベルをチェックして目標を立てる

日常生活の中で消費カロリーを上げるほかに、意識的な運動をするとさらに減量に効果的です。まずは自分が普段どれだけ運動しているかを把握する必要があります。

本格的な運動を始める前に自分の現状を把握しよう

本格的な運動を始める前に、まず普段自分がどれくらい体を動かしているのか、その運動レベルを把握する必要があります。無理な運動は、尿酸値を上げる原因にもなります（P92参照）。

これまで運動習慣がなかったのに、急に毎日1時間も運動するというのは無茶な話です。三日坊主を防ぐためには、「気づく・始める・達成する」の3ステップで進めると定着させやすくなります（上記参照）。

そこで、まずは自分の1日の運動量をおおまかに割り出し、あとどれくらい運動する時間を追加すればよいのか、把握することから始めます。

健康のための身体活動チェック

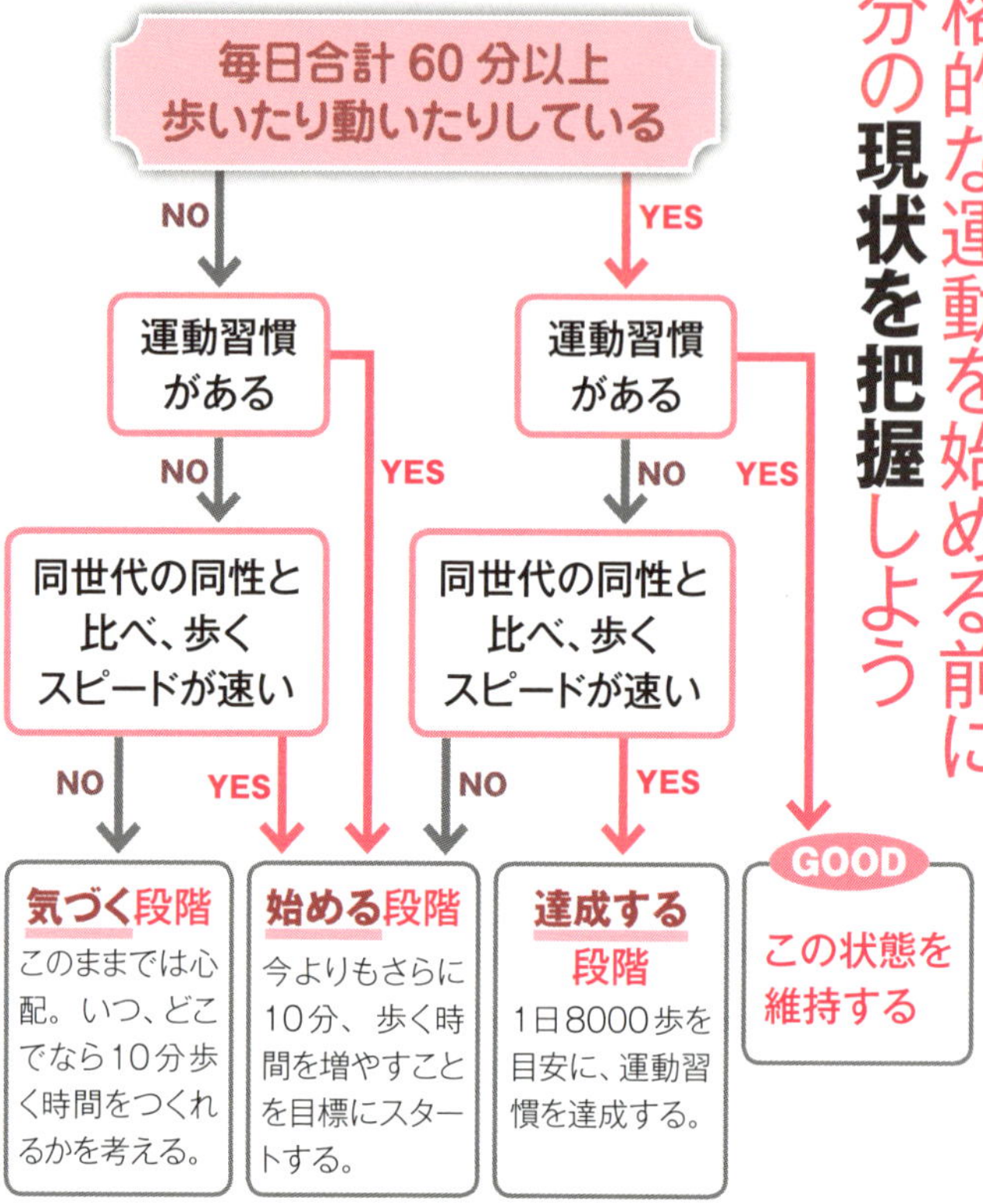

毎日合計60分以上
歩いたり動いたりしている
NO
YES
運動習慣がある
運動習慣がある
NO
YES
NO
YES
同世代の同性と比べ、歩くスピードが速い
同世代の同性と比べ、歩くスピードが速い
NO
YES
NO
YES
気づく段階
このままでは心配。いつ、どこでなら10分歩く時間をつくれるかを考える。
始める段階
今よりもさらに10分、歩く時間を増やすことを目標にスタートする。
達成する段階
1日8000歩を目安に、運動習慣を達成する。
GOOD
この状態を維持する

（厚生労働省アクティブガイド－健康づくりのための身体活動指針をもとに作成）

「週3日の運動」を目標にして、生活の中に組み込んでいく

徐々にステップアップする

週３日で治療効果あり

生活習慣病のさまざまな学会が、週３日程度の運動で治療効果が得られると提唱している。

気づく 始める の人は

毎日の歩く時間を10分増やす……

いきなり週３日の運動を行うのが難しい場合は、１日10分、歩く時間を増やす（1駅ウオーキング ➡P78）。

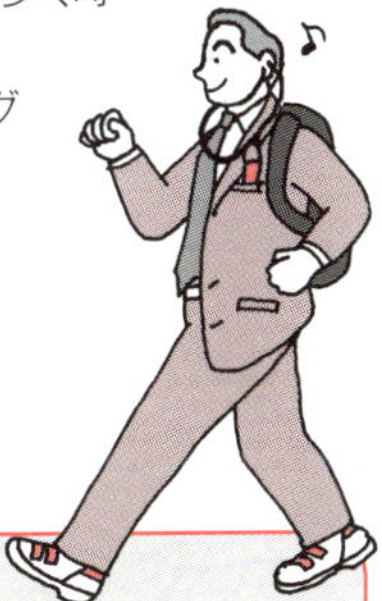

達成する の人は

生活スタイルに合わせ、運動を週３日できるように

平日に運動できない人は休日に行うなど、自分の生活に合わせて時間をやりくりする。

こんなときはどうする?

仕事の帰りが遅くてジムには行けない……

↓

月・水・金の朝30分ウオーキング

朝の時間を利用する。週３日、30分だけ早く起きて歩く。

平日は運動する時間がない……

↓

土・日で運動＆残り1日は分割払い

休日に30分ずつウオーキングをし、平日は10分ずつウオーキングの時間を確保する。

自分の普段の運動レベルを把握したら目標を設定し、それを達成するように運動の量・時間を調節していきます。**尿酸値を下げるためには「週3日・1日30分以上」が理想です。**

この数字は、肥満学会をはじめ、糖尿病や高血圧、動脈硬化などの学会がいずれも提唱している「治療に最も望ましい」とされる運動量です。

しかし、これまで運動習慣がなかった人にはハードルが高いはず。その場合は「＋《プラス》10分」でもかまいません。今までより10分多く体を動かそうというものです。

これを実行すると、死亡リスクや生活習慣病の発症、がんの発症確率を下げることがわかっています。また、体重を1.5～2kg減らすこともできます。まずは、＋10分から始め、少しずつ増やしていくようにするとよいでしょう。

特効ルール 運動

9分ウオーク&1分ジョギングで減量効果大

高尿酸血症や痛風のある人に最適なのは、有酸素運動です。その中でも全身を動かすことのできるウオーキングやジョギングは尿酸値を上げずに減量の手助けになります。

有酸素運動を行えばプリン体は増えない

尿酸値を下げるには、ウオーキングなどの有酸素運動が有効です。息を止めて行う筋トレや、全力で短距離を走るなどの無酸素運動は、代謝の過程で尿酸を増やしてしまうため、高尿酸血症や痛風のある人にはすすめられません（P92参照）。

一方、有酸素運動はウオーキングやジョギング、水泳に代表されるように、比較的穏やかで軽めの運動です。十分な酸素を取り入れ、その酸素で糖や脂肪を燃焼させてエネルギー源とします。

そのため、減量の効果が高いのです。また、エネルギー代謝の過程で血液中に余分な尿酸が増えないため、尿酸値の高い人に適しているのです（P112参照）。

汗を大量にかくと体の水分が失われ、尿が濃くなって尿酸値を上げやすいので、水分補給をしっかり行ってください。

有酸素運動がよいとはいえ、息が切れるほど無理をすれば無酸素運動と同じ状態になり、結果的に尿酸を増やすことになってしまいます。

おすすめの有酸素運動は、ウオーキングや軽めのジョギングですが、ポイントは「息が切れない」強度。呼吸が苦しくなってきたら休憩したり、少しペースを落としたりして無理をしないことが大切です。

アドバイス 運動のプログラムづくりに悩んだら……

スポーツジムは費用がかかりますが、事前に尿酸値を下げるという目的を伝えておけば、体力に応じたプログラムを組んでもらえます。プロが指導してくれるので、自己流でやるよりもけがが少なく、効果も得やすくなります。

「息が切れない」ウォーク&ジョギングを基準に取り入れる

「9分歩いて1分ジョギング」を3セット

ウォーク 普段よりも大股で早足で歩く。

ジョギング 小股でゆっくり走る。息が切れない程度に行う。

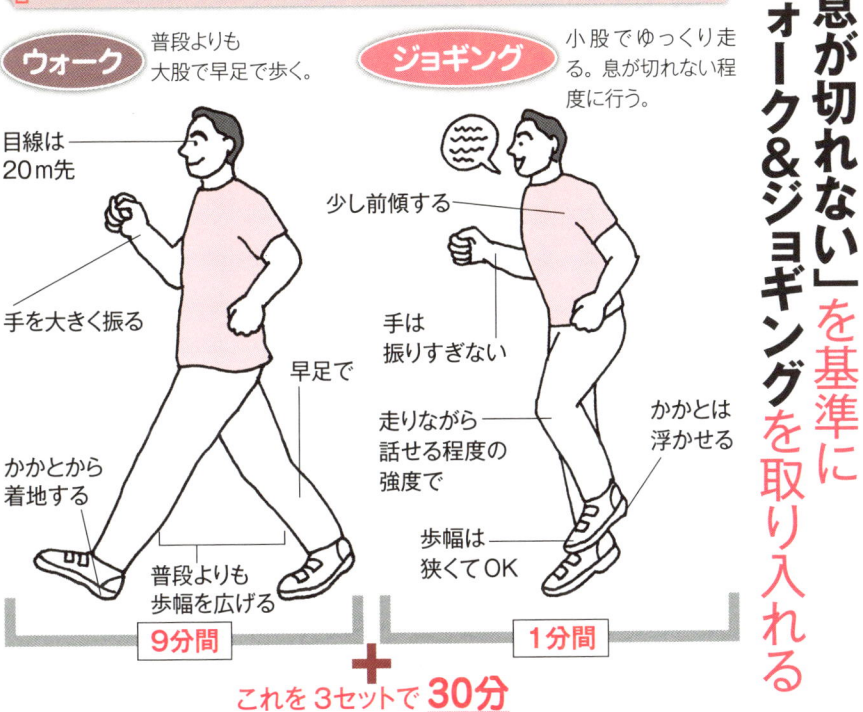

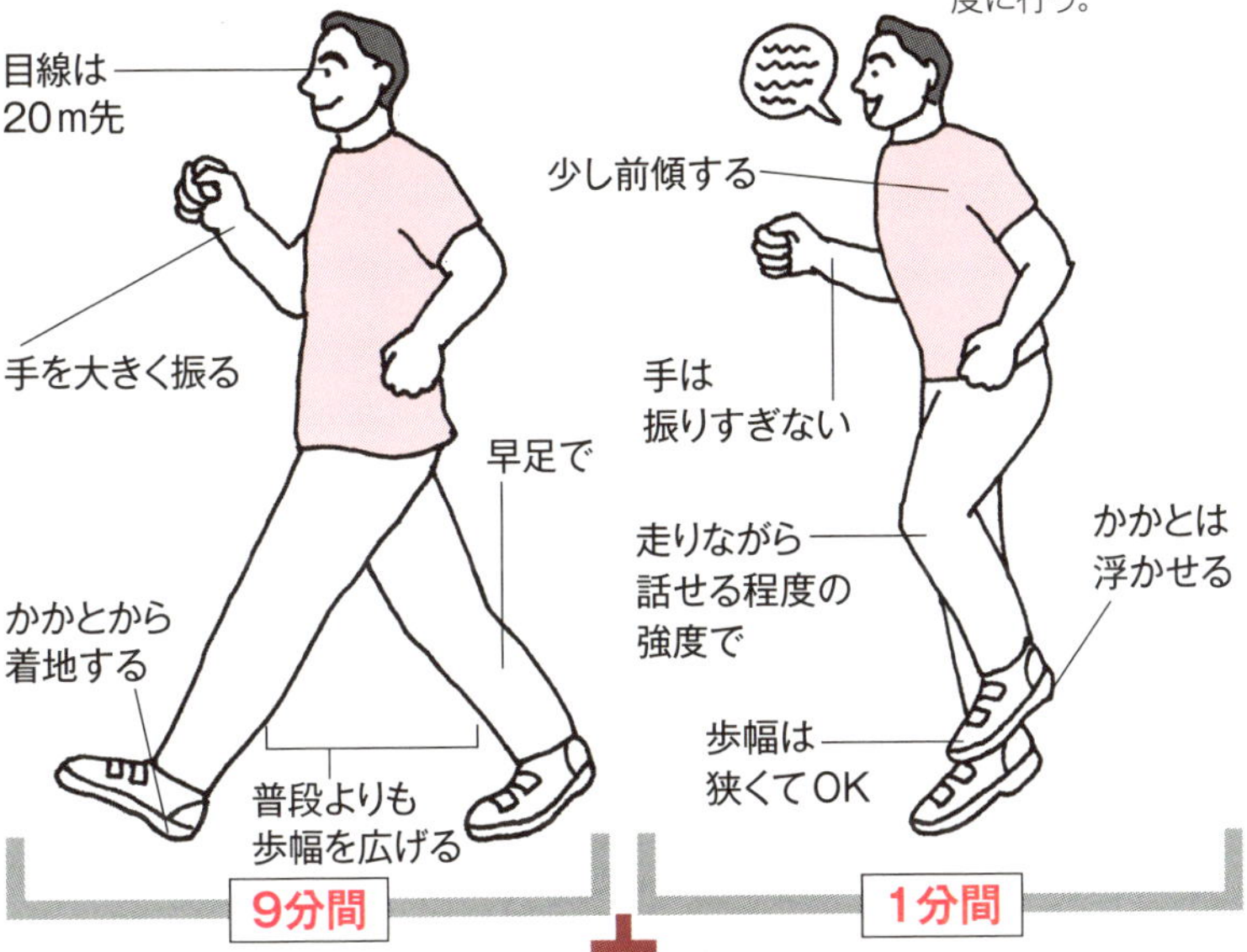

目線は20m先
手を大きく振る
早足で
かかとから着地する
普段よりも歩幅を広げる
9分間
少し前傾する
手は振りすぎない
走りながら話せる程度の強度で
かかとは浮かせる
歩幅は狭くてOK
1分間

これを3セットで **30分**

慣れてきたら ジョギング を増やす

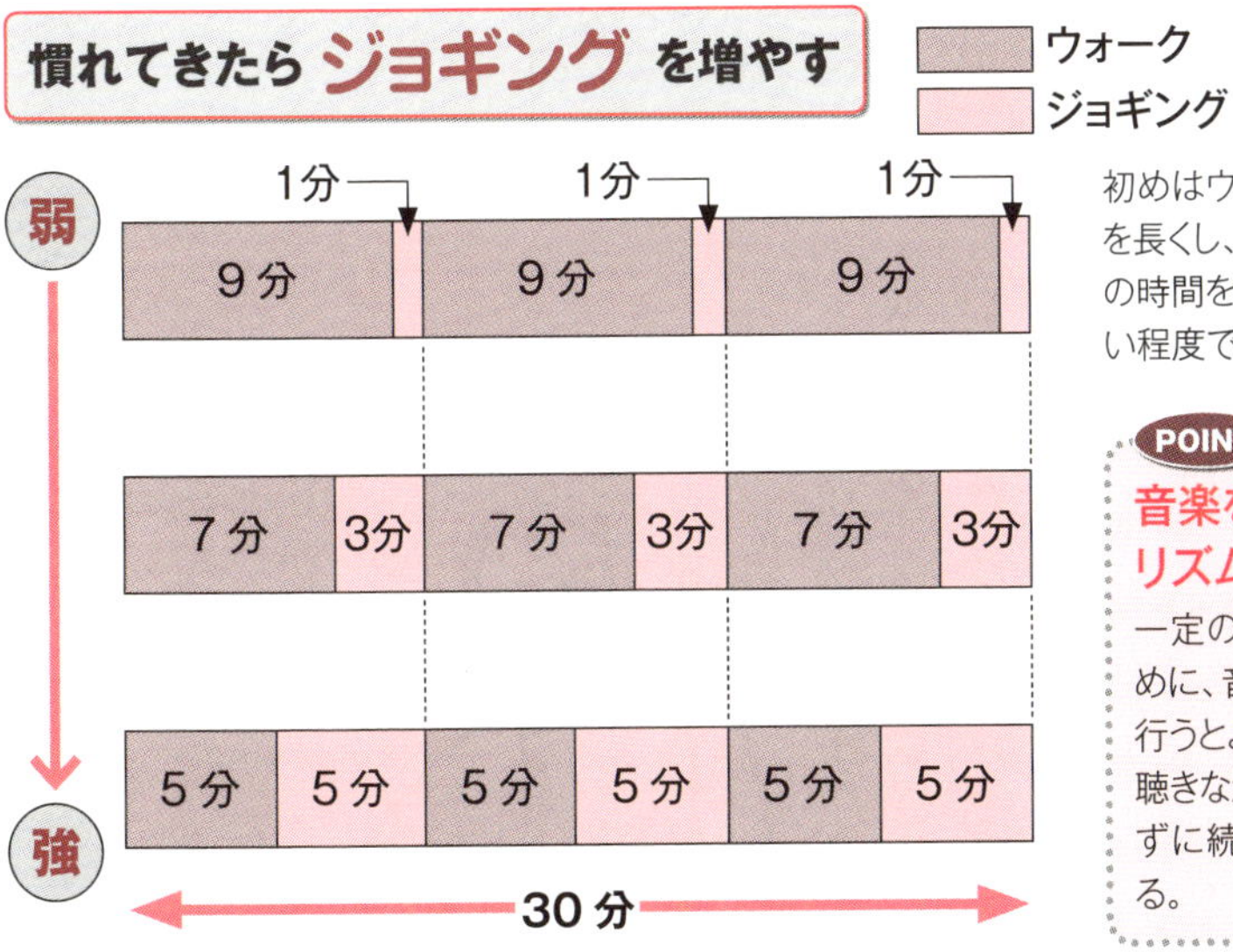

ウォーク
ジョギング
弱
強
1分
9分
7分
3分
5分
30分

初めはウオーキングの時間を長くし、徐々にジョギングの時間を増やす。無理のない程度でOK。

POINT

音楽を聴きながらリズムに合わせて

一定のリズムを保つために、音楽を聴きながら行うとよい。好きな曲を聴きながら行えば、飽きずに続けることができる。

筋トレや無理な運動は尿酸値を上げる

筋トレなどの無酸素運動は、尿酸値を上げてしまいます。自分の運動能力を超えた運動も無酸素運動になりやすいので、適度な強度を守ることが大切です。

激しい運動によって尿酸が生成され、排泄も妨げられる

激しい筋トレ、短距離走などは避ける

無酸素運動に含まれるもの

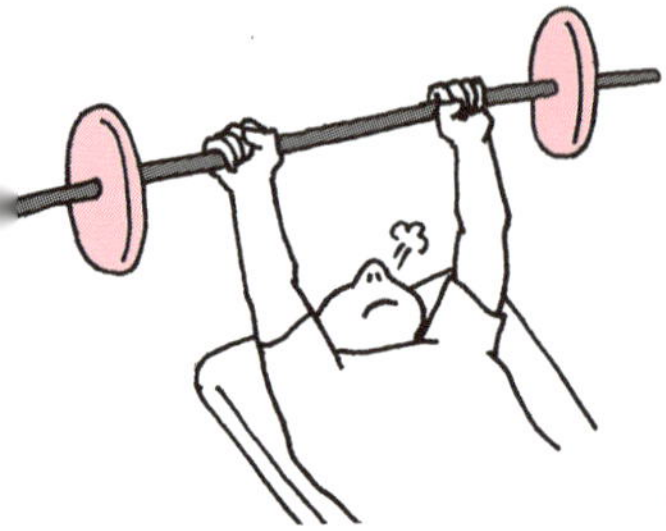

ウエイトリフティング

短距離走
マラソンなどではなく、瞬発力を必要とするもの。

自分の運動能力を上回る激しい運動
息を止めてしまい、酸素が取り込まれずに無酸素運動になりやすい。

↓

エネルギーを消費しすぎるせいで尿酸がつくられる
エネルギーを大量に消費するため、プリン体が増える（P112）。

＋

疲労物質「乳酸」によって尿酸の排泄が妨げられる
激しい運動をすると、「乳酸」が生成される。乳酸は尿酸の排泄を妨げる働きを持っている。

尿酸値が上がる

ウエイトリフティングや全力疾走するような運動を無酸素運動といい、尿酸値が高い人には適していません。それは、無酸素運動時のエネルギー代謝が関係しています。

血液中の尿酸はプリン体（P15参照）が増えると高くなりますが、無酸素運動のような激しい運動をすると、プリン体が増えてしまいます。

無酸素運動時には、体内でATPという酵素が活発に働きます。エネルギーが消費される際にATPが分解・再合成され、プリン体が大量に生じます。これが肝臓で尿酸につくり替えられるため、結果的に血液中の尿酸値が高くなってしまうのです。

脈拍数をチェックしながら運動強度を調整する

ウエイトリフティングや短距離走など激しい運動をしなければ尿酸値は上がらないのかというと、実は有酸素運動でも油断は禁物です。

ウオーキングや軽めのジョギングでも、自分の身体能力を超えて無理をすれば、息が切れて無酸素運動をしたのと同じ状態になります。

それを防ぐには、運動中に脈拍数をチェックして運動強度を調整することが大切です。

運動中、少し呼吸が苦しくなってきたら、すぐに脈拍数を数え、負荷が強すぎないか確認しましょう。

運動強度の目安としては、誰かと話ができる、あるいはニコニコ笑いながらできるペースがよいとされます。息切れしたり、終わった後その場にへたり込むようなときはやりすぎです。くれぐれも無理をしないように加減しましょう。

年代別目標脈拍数をチェック

目標心拍数を上回らないような運動に

下記の年代別目標心拍数の範囲で運動する。運動中に脈拍数を計測し、それを上回っているようであれば少し強度を弱める。

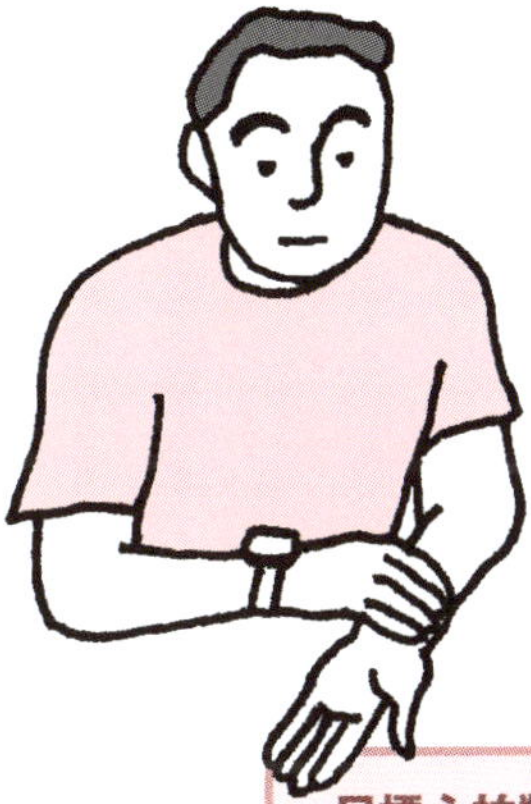

<計測方法>
左手の手首に指をあてる。15秒間の脈拍数を計測して、それを4倍して1分間の脈拍数を計測する。

目標心拍数

20代：130拍／分
30代：125拍／分
40代：120拍／分
50代：115拍／分

注意　**「昔はスポーツをやっていたから」と急に再開するのは危険**

医師から「運動しなさい」と指示されると、患者さんの中には「若い頃に運動部で鍛えたから」といきなり激しい運動を再開する人がいますが、これは非常に危険です。高尿酸血症や痛風のある人が急激に激しい運動をすると、痛風発作を起こしやすくなります。年齢的にも高血圧などの合併症の心配もあります。

特効ルール　運動

運動後のビール、サウナは尿酸値を上げる

尿酸値が高い人は、運動によって減量することも大切ですが、誤った方法で行うと逆に尿酸値を上げてしまう可能性があります。運動の際の注意点を紹介します。

炎天下の運動後のビールはアルコールの吸収を高め、尿酸を増やす

減量のために運動をするのは大切ですが、その際に「落とし穴」があることを覚えておきましょう。

ひとつ目は脱水です。炎天下でのゴルフなどは、大量に汗をかきます。水分補給をこまめにしないと尿の濃度が濃くなり、尿酸値が上がります。尿が濃くなると酸性に傾きやすく、尿路結石のリスクも上がります。水かお茶を必ず携えて臨みます。

もうひとつは、運動後の飲酒や大食いです。「運動したから」といって大量に食べては減量の効果がありません。また、汗をかいて水分が不足しているところで飲酒をすると、アルコールの吸収がよくなり、尿酸値が上がります。サウナなども脱水を促進してしまうので避けます。

痛風発作が起きた直後や、合併症がある場合は、医師の指示に従って運動を制限することがありますが（左図参照）、医師から特に何も言われていない場合は、運動習慣を継続させるよう努力しましょう。

こんなときは控える

痛風発作があるとき

痛風発作があるときは安静にする。発作が治まっても医師の許可が出るまでは運動は控える。

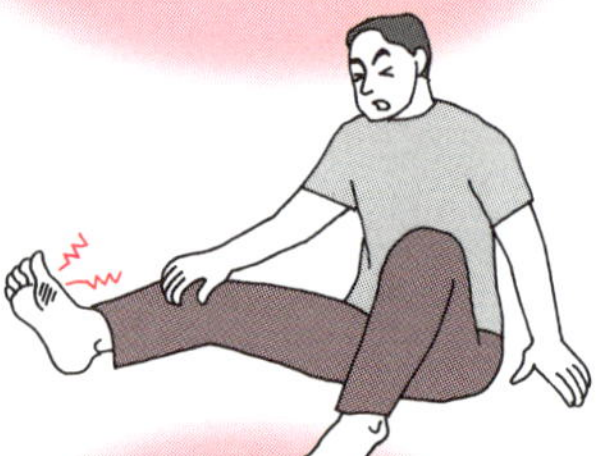

他の病気があって運動を制限されているとき

心臓や呼吸器の疾患があり、医師から運動をしないように告げられている場合は控える。

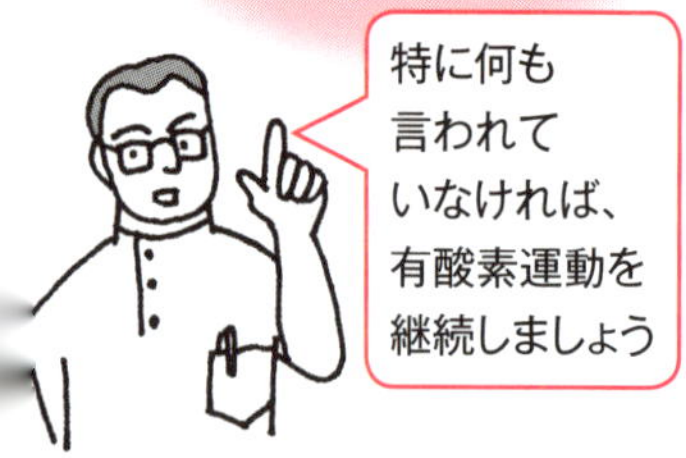
特に何も言われていなければ、有酸素運動を継続しましょう

尿酸値を上げる誤った習慣

1 炎天下でゴルフ

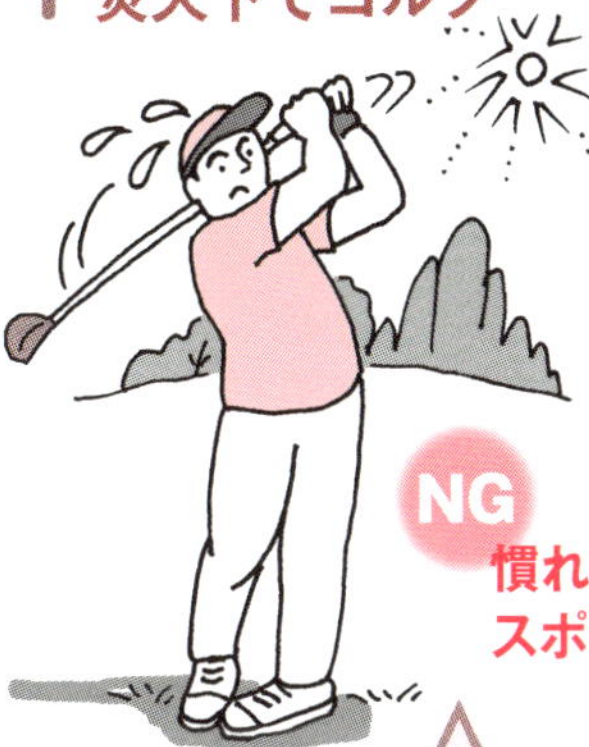
NG
慣れない
スポーツ

水分補給をしないと脱水症状になり、尿の濃度が高くなる。無理なフォームで行う運動は無酸素運動になりやすい。どちらも尿酸値を高める。

2 ハーフタイムでビール & 大食い

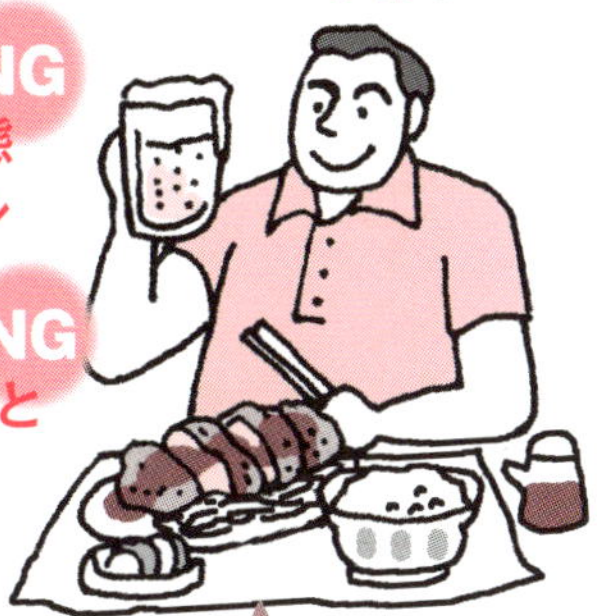
NG
脱水状態
でビール
NG
運動したからと
食べすぎる

アルコールの吸収が高まり、尿酸値を上げる。運動しても食べすぎてしまえば消費カロリーを上回り、肥満につながる。水かお茶にして、食べすぎには注意。

3 終わった後はサウナで汗を流す

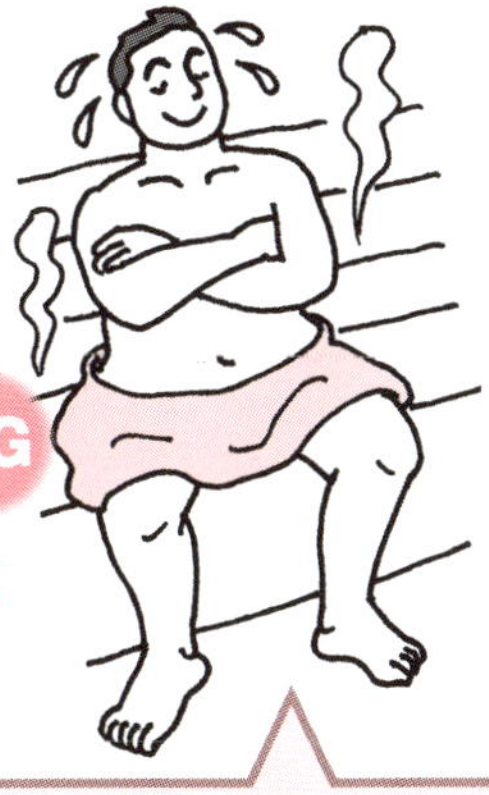
NG
大量に
汗をかく

尿酸は尿から出す必要がある。サウナは血圧を上げるおそれもあるので長く入りすぎないようにして、こまめに水分補給をする。

4 風呂上がりにまずはビール

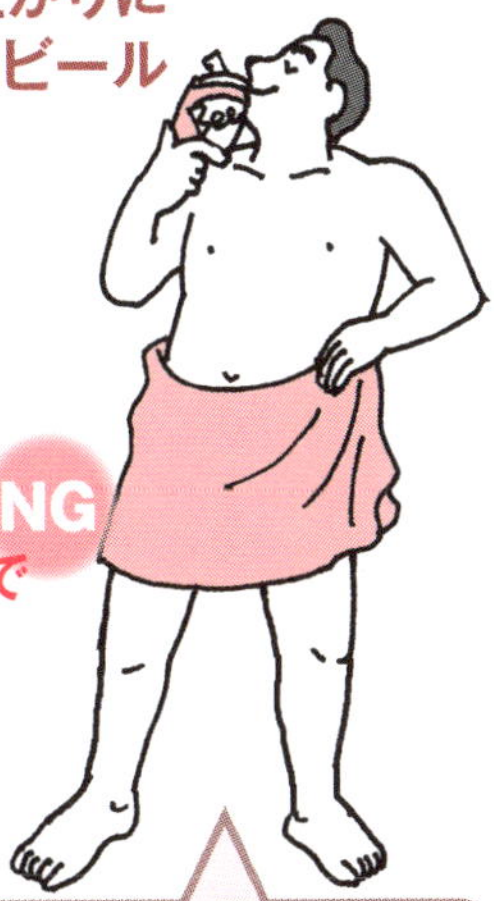
NG
脱水状態で
ビール

アルコールは尿酸の生成を増やし、排泄を妨げるダブルの悪影響がある。まずは水を飲むようにする。

特効ルール　生活

ストレスは大敵！発散法を見つけよう

高尿酸血症の人にとって、ストレスは大敵です。ストレスによって尿酸が多くつくられたり、尿酸の排泄が妨げられたりします。自分なりの方法でストレスを解消していく必要があります。

働きざかりで活動的な「Aタイプ」の人は特に注意をする

人の体は強いストレスを感じると、その「異常事態」に備えるため、交感神経が優位に働きます。血圧が上がったり、呼吸や心拍数が増えたりするのはこのためです。こうした事態に対応するためにエネルギー代謝が活発化すると、その影響で尿酸値も上がってしまうのです。

さらに、ストレスがたまったときにやりがちなのが、暴飲暴食、激しいスポーツなど。いずれも尿酸値を上昇させるものばかりです。

ストレス解消にこのような習慣を続けていては高尿酸血症・痛風だけでなく、高血圧や糖尿病など他の生活習慣病のリスクも高くなります。

仕事をバリバリこなす「Aタイプ」

Aタイプ
Self Check

働きざかりで何事にも積極的な人が「Aタイプ」。普段の行動を振り返ってチェックしてみよう。

- ☑ 積極的
- ☑ 活動的
- ☑ 攻撃的
- ☑ 指導力がある
- ☑ 自己主張が強い
- ☑ 責任感が強い
- ☑ 常に2つ以上のことを同時に進行させたい
- ☑ スケジュールは休日までぎっしり
- ☑ 休みの日も仕事が気になる

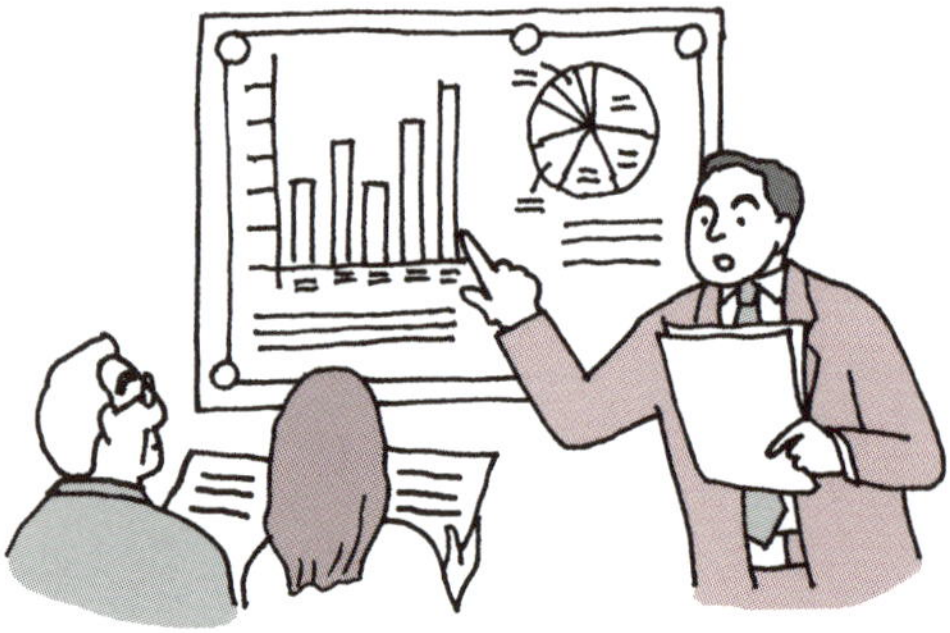

「効く理由」から見たストレス解消法

右ページのチェックで多く当てはまった人は「Aタイプ」。意識的にストレス解消をしたい。方法は人それぞれだが、下記のものは特におすすめだ。

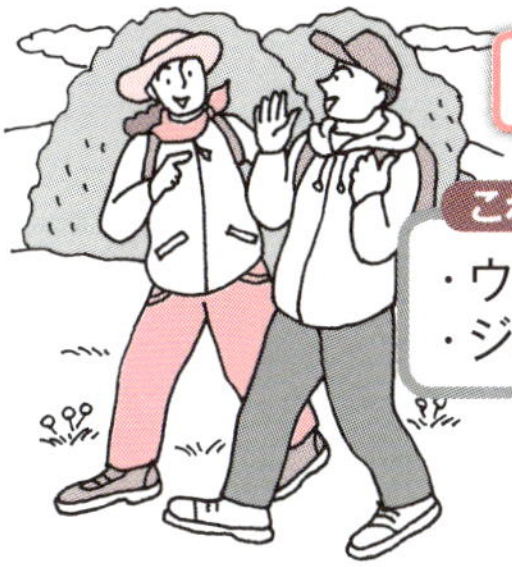

ハイキング

登山やロッククライミングなどは負担が大きいので、話しながらできる程度のハイキングがおすすめ。体も動かせて肥満解消にもつながる。

これもGOOD！
・ウオーキング
・ジョギング
・水泳
など

効く理由
「転地効果」でリフレッシュ
普段とは違う環境で活動することで、心がリフレッシュできる効果がある。

親しい友人と話す

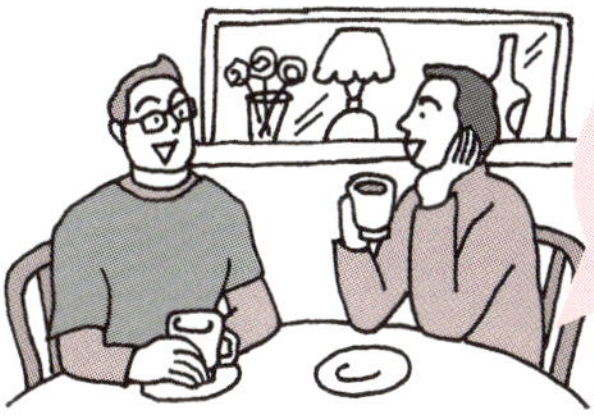

効く理由
安心感、満足感につながる

言葉として吐き出すとスッキリ
日頃の悩みを言葉にするだけで、すっきりするもの。ただし、お酒の席ではついついお酒が進んでしまうのでNG。

映画を観て泣く

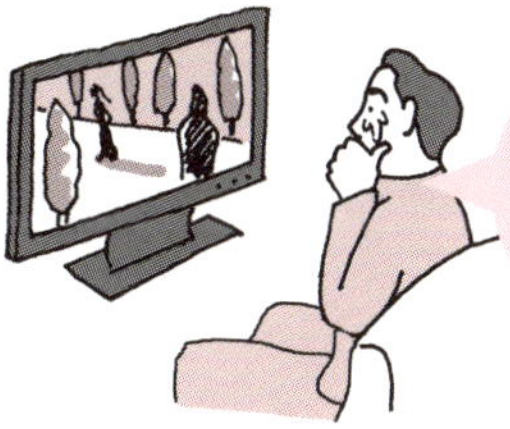

効く理由
ストレス物質が排出される

「感動の涙」はストレスも洗い流す
涙を流すことはストレス解消効果がある。数日はもつとされているので、週末に映画などを鑑賞するとよい。

動物と触れ合う

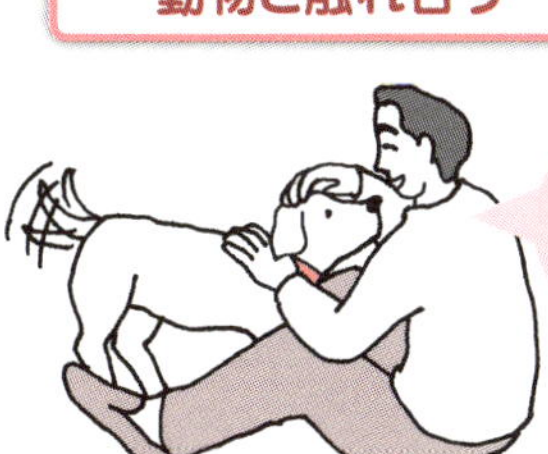

効く理由
孤独感が軽減する

精神療法としても確立されている
動物と触れ合うことによる治療法は、「アニマルセラピー」として確立されている。

「Aタイプ」とは、何事にも積極的で、バイタリティあふれる性格・気質のことです（右上図）。このタイプは、職場でも仕事をバリバリこなし、人付き合いもよく活動的です。

しかし、こうした性格・気質に伴う行動はストレスを増やし、尿酸値を上げてしまいがちです。**自分流の息抜き方法を見つけ、少しでもストレスを減らし、尿酸値の上昇を防ぎましょう。**

特効ルール　生活

同じ時間に起床し、尿酸の代謝を促す

生活リズムを整えることで、自律神経の働きが正常化します。自律神経が正常に働くことで、尿酸の代謝もスムーズになります。規則正しい生活を心がけることによって体内時計が修正されます。

生活リズムを整え、尿酸の排泄をスムーズにする

尿酸値を下げるには、ストレスを上手に解消すると同時に自律神経の働きを整えることも大切です。

交感神経と副交感神経がバランスよく働くことで全身の機能を調節しています。そもそも人の体は、朝、太陽が昇ると交感神経が優位になり、活動に備えます。そして、夕方～夜になると副交感神経が優位になって休息モードになります。体内時計によって、このように働く仕組みになっているのです。

ところが、生活リズムが乱れたり、ストレスが度重なったりすると、自律神経のバランスが悪くなり、代謝や排泄の機能が乱れて尿酸値が高くなります。

自律神経の働きを整えるには、生活リズムを規則正しくすることが効果的です。朝は毎日一定の時間に起きて太陽の光を浴び、昼間はこまめにストレッチをします。夜は質の高い睡眠に備え、リラックスできるようにするとよいでしょう。

リズムを整えたい2大ポイント

1 睡眠のリズム

体を修復し、ストレスを解消

睡眠時間は、日中に酷使した内臓を休ませ、回復させる。また、体だけではなく、心の疲れも解消する効果がある。睡眠時間の長さよりも、睡眠の質が重要になる（P100）。

2 食事のリズム

3食きちんととって肥満を予防する

3食規則正しくとる。朝食を抜くと、昼に食べすぎてしまう。また、夜遅い時間に食べると、エネルギーとして使われなかった栄養が脂肪として蓄えられ、これも肥満の原因になる。

1日の計画を立てて行動する

朝

朝のポイント

☑ 毎日同じ時間に起きる

起きる時間を一定にすることで、体内時計が正常に動く。

☑ 起きたらまず陽の光を浴びる

陽の光を浴びることで、交感神経が優位になり体が目覚める。

☑ 朝食をしっかりとる

朝食をとることで、午前中のエネルギーになる（P54）。簡単なものでいいので朝食はとる。

休みの日くらいゆっくり寝たい

Advice

前の日に早く寝る

休みの前日は「明日は寝坊できるから」と夜更かししがち。平日と同じ時間に起きるために、前日は早めに就寝しよう。

+α **朝の時間を有効活用してウオーキング**

いつもより30分早く起きて、ウオーキングをするのもおすすめ。夏場などは朝のほうが気温が低く、快適にできるはず。

昼

昼のポイント

☑ 昼食はなるべく決まった時間に

食事の時間を一定にすれば、生活のリズムも一定になりやすい。朝食と昼食の間隔が長いと食べすぎの原因にもなる。

☑ こまめにストレッチをしてストレス解消

会社でも手軽にできるストレッチをこまめにして、ストレス解消や消費カロリー増加を助ける。 ➜P80

夜

夜のポイント

☑ 夕食は寝る3時間前までにとる

寝る直前に食事をとると、その栄養分は脂肪として蓄えられてしまう。夕食は早めに済ませる。

☑ 「入眠儀式」で眠りのスイッチをON

「寝る前にすること」を決めておくことによって、スムーズに眠りに入れるようにする。 ➜P100

☑ ぬるめのお湯で半身浴

39度程度のお湯で半身浴をすると、血流がよくなり、体が温まる。熱いお湯は血圧を上げるなどの悪影響があるので注意。

☑ 何も考えない時間をつくる

1日の心身の疲れをリセットするために、寝る前に10分間、「瞑想」をするのがおすすめ。 ➜P104

特効ルール　生活

「入眠儀式」でぐっすり眠れるようにする

質の高い睡眠は、日中酷使した内臓の機能を修復し、ストレスを解消する効果もあります。スムーズに眠りに入れるよう、寝る前の行動（入眠儀式）を決めておくとよいでしょう。

睡眠時間は1日のストレスを解消し、尿酸値を下げる貴重なチャンス

睡眠にはストレスを軽減する働きがあります。眠っている間は副交感神経が優位になり、身体機能が回復するうえ、気分もよくなりストレスに立ち向かう気力が出てきます。睡眠不足だと心をリセットする時間が不足し、ストレスはたまる一方です。

睡眠不足は肥満にも悪影響を及ぼします。睡眠不足になると、脳に満腹感を知らせるホルモンの働きを邪魔するグレリンという物質が増え、空腹感が増して食べすぎにつながり、尿酸値が上がりやすくなります。

こうした悪影響を断ち切るには、質のよい睡眠をとることが大切です。リラックスした状態で睡眠に入れば、ぐっすり眠ることができます。

自分なりの「入眠儀式」（寝る前に必ずすること）を決めておくとよいでしょう。方法は、リラックスできるような行動（読書、音楽など）や、単純な作業（歯磨き、羊を数えるなど）でもOKです。

習慣化すると、その行為をすることで反射的に眠りのスイッチが入るようになります。

「入眠儀式」は自分流でOK

たとえば……

読書をする
ただし、ドキドキして頭が冴えてしまうようなミステリーなどは避けたい。

音楽を聴く
眠りの妨げにならないヒーリング系のものがおすすめ。

瞑想する
P104の方法で「何も考えない」時間を寝る前につくると心が休まる。

歯磨きをする
羊を数える
「寝る前に必ずすること」としてパターン化すれば、何でもOK。反射的に体が眠りモードに切り替わるようになる。

リラックスできる環境を整えて質の高い眠りを得る

ぐっすり眠るには、そのための環境を整える必要があります。

日中に適度に体を動かすと、夜の睡眠につながります。会社帰りに1駅ウオーキング（P78参照）を実践しましょう。他にも、リラックスできる工夫すると効果的です（上図）。

入眠儀式としてNGなのは寝酒です。尿酸値を上げるうえ、睡眠の質が下がってしまいます。

眠りに入るための環境をチェック

日中にしておきたいこと

体を動かす

適度な疲労感によって、夜にぐっすり眠ることができる。帰りがけに1駅分歩くなどする。

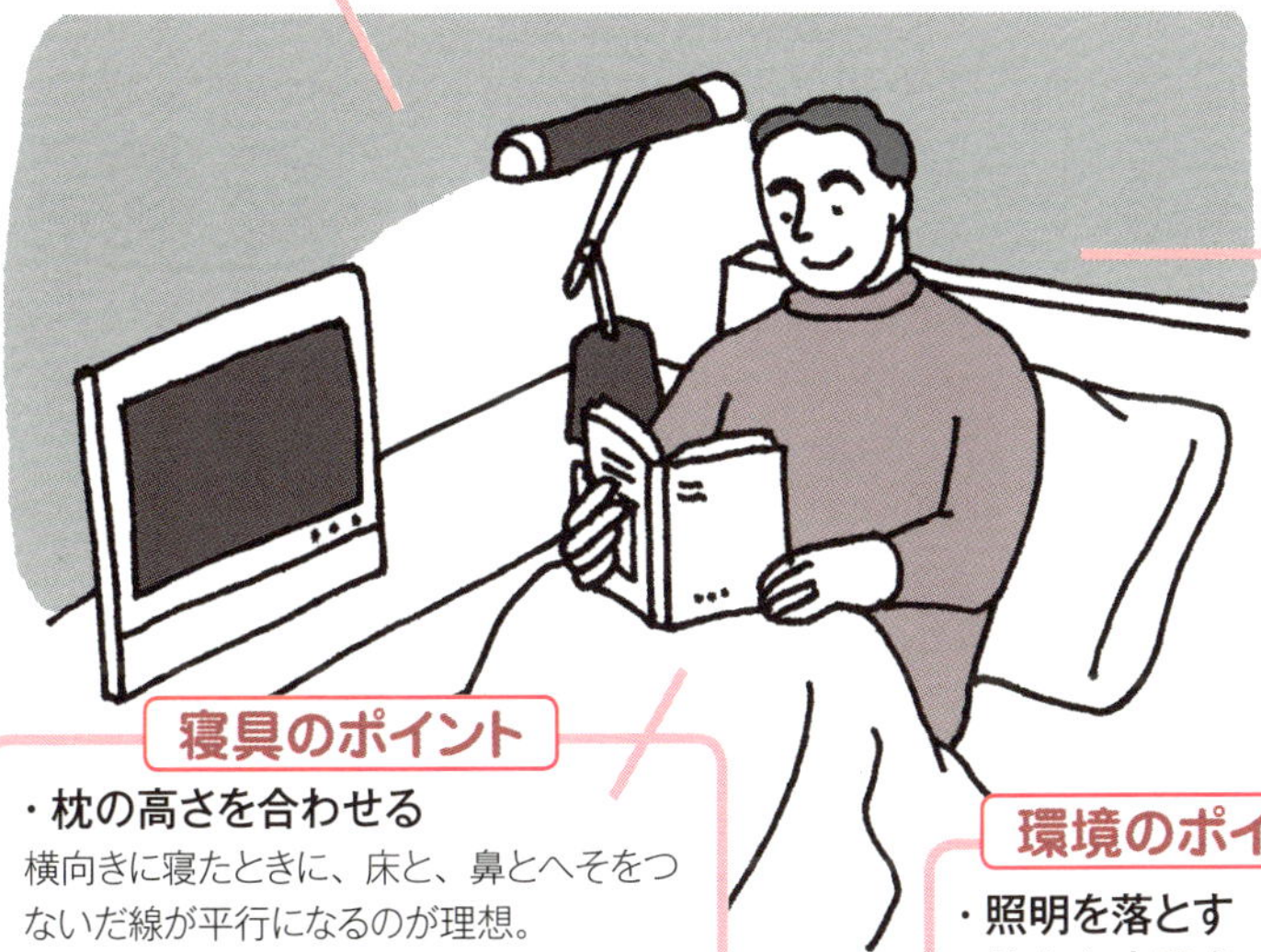

寝具のポイント

・枕の高さを合わせる

横向きに寝たときに、床と、鼻とへそをつないだ線が平行になるのが理想。

・軽くて温かい布団を選ぶ

重い布団は寝返りを妨げ、筋肉がこわばった状態になってしまう。軽くて保温性の高いものに。

環境のポイント

- 照明を落とす
- 静かな空間をつくる
- テレビなどはつけない

NG 「ブルーライト」は脳を覚醒させる

パソコンやスマホのモニターから出ているブルーライトは空気中で散乱するため目が疲れやすく、また、画像補正をするために脳が過剰に働いて覚醒し、寝付きが悪くなります。ぐっすり眠るために、就寝の1時間前には使用を控えましょう。

特効ルール 生活

自律神経を整えて、尿酸代謝を上げる

ストレスで自律神経が乱れると、尿酸の代謝がうまくいかず、尿酸値が上がりやすくなります。ここで紹介する「自律訓練法」で自律神経を自力で整えて、尿酸の代謝を高めましょう。

暗示をかけることで血流がよくなり、筋肉の緊張がほぐれる

リラックスするには、好きな音楽を聴いたり深呼吸をしたりと、人それぞれ独自の方法があるでしょう。もちろん、その方法でもかまいませんが、より効果的にリラックスする方法として「自律訓練法」も覚えておくとよいでしょう。

本来、心拍や呼吸、血圧といった体の調節機能は命に関わるので、自律神経によって支配されており、自分の意思でコントロールすることはできません。しかし、訓練することである程度、働きかけることができるようになります。自律訓練法とはそのためのトレーニング方法です。**自律訓練法によって、血流を促し、筋肉の緊張をほぐすことができます。**イライラしたり、嫌なことがあると人は無意識のうちに体に力が入ったり、歯を食いしばったりしています。自律訓練法でほぐすことで、リラックスしやすくなります。

本来は横になって行いますが、慣れると座っていてもできます。仕事中や移動の電車の中など場所を選ばずできるようになります。

準備編

リラックスのための下地づくり

1. **体の締めつけをなくす**
ベルトや時計など、体の締めつけになるものは外す。

2. **あおむけになる or 椅子に深く腰掛ける**
最初はあおむけだとリラックスしやすい。慣れてきたら椅子などに座っても行える。

3. **体の力を抜く**
体の筋肉の緊張をほぐす。力を入れて一気に抜く。

4. **腹式呼吸を数回する**
お腹をふくらませて鼻から息を吸い、お腹を凹ませながら口からゆっくり吐く。➡P86

本番編 心の中で自己暗示をかける

公式の唱え方 以下のカギカッコ内の公式を、頭の中で２～３回繰り返す。ゆっくりつぶやくイメージで行う。

1 「右腕が重い」→「左腕が重い」→「右足が重い」→「左足が重い」

頭の中で唱えた部位が、床にずっしりとめり込んでいくようイメージする。

2 「右手が温かい」 → 「左手が温かい」 → 「右足が温かい」 → 「左足が温かい」

頭の中で唱えた部位の血流がよくなり、ほかほかとしてくる様子をイメージする。

3 「心臓が静かに鼓動している」

4 「楽に呼吸している」

5 「お腹が温かい」

6 「額《ひたい》が心地よく涼しい」

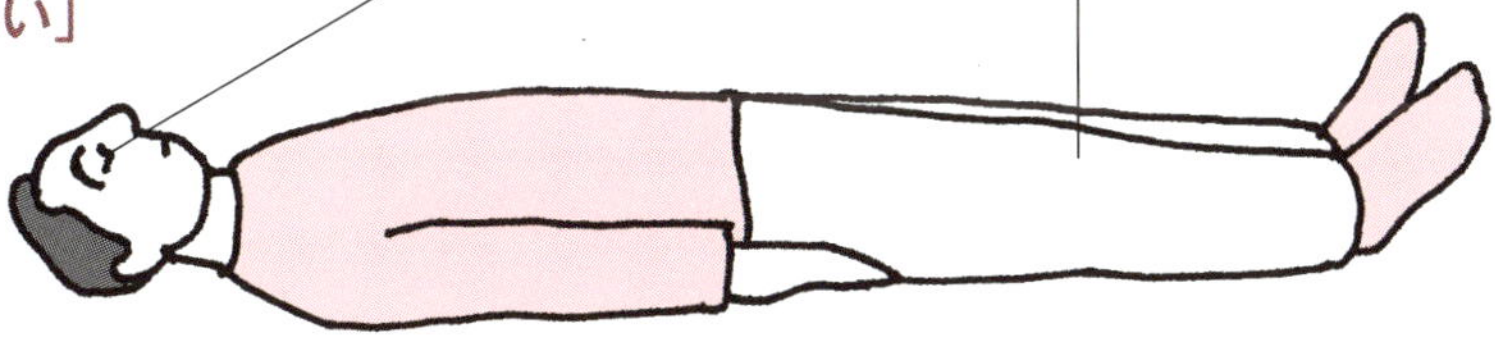
腰が痛ければ
膝を曲げてもOK
軽く目を閉じる

終了編 「消去動作」で活動レベルをもとに戻す

活動性を取り戻すための動きのこと。急に起き上がったりせず、下記の消去動作を行う。

1 手を握る→開くを5～6回

2 両肘を曲げ伸ばし2～3回

3 大きく伸びをする

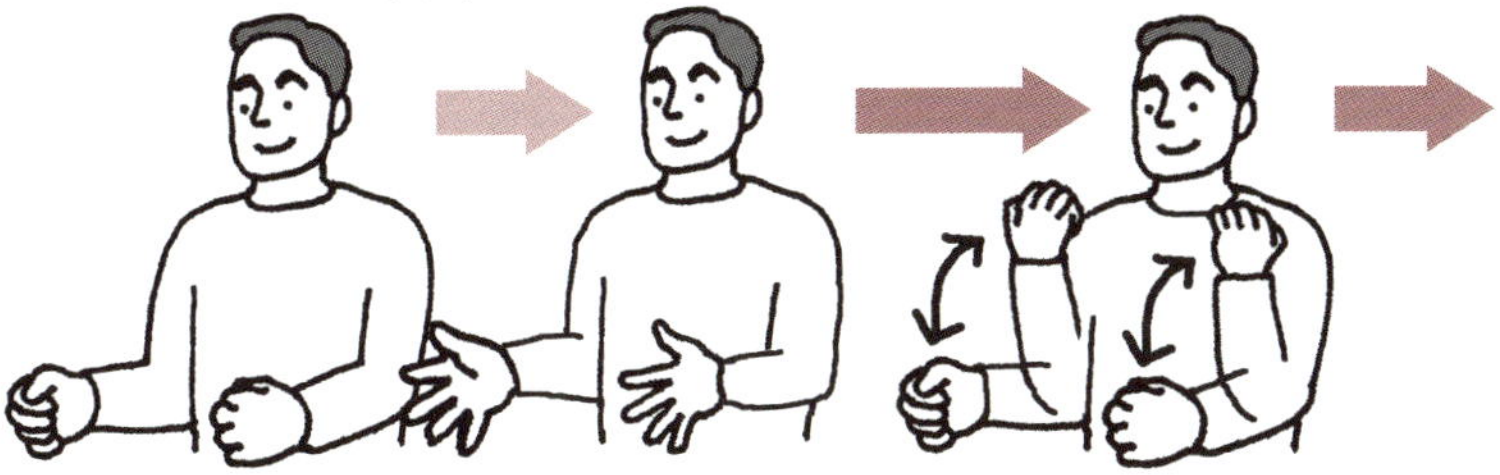

特効ルール　生活

毎晩10分の「瞑想」でストレスから離れる

ストレスは尿酸値を上げる一因です。心配事などが頭の中にあると、気づかぬうちにストレスに支配されてしまいます。1日10分瞑想をして、何も考えない時間をつくり、心をリセットします。

意識していなくとも頭の中には常に**心配事**や**不安**がある

日々生活していると、自分でも気がつかないうちにストレスをため込んでいることが多いものです。仕事や家庭、人間関係など、ストレスの原因はさまざまです。自分では考えないようにしようと思っていても、こうしたストレスの種はしつこく、知らぬ間に頭に巣くってしまいます。

心配事や悩みから一度離れる

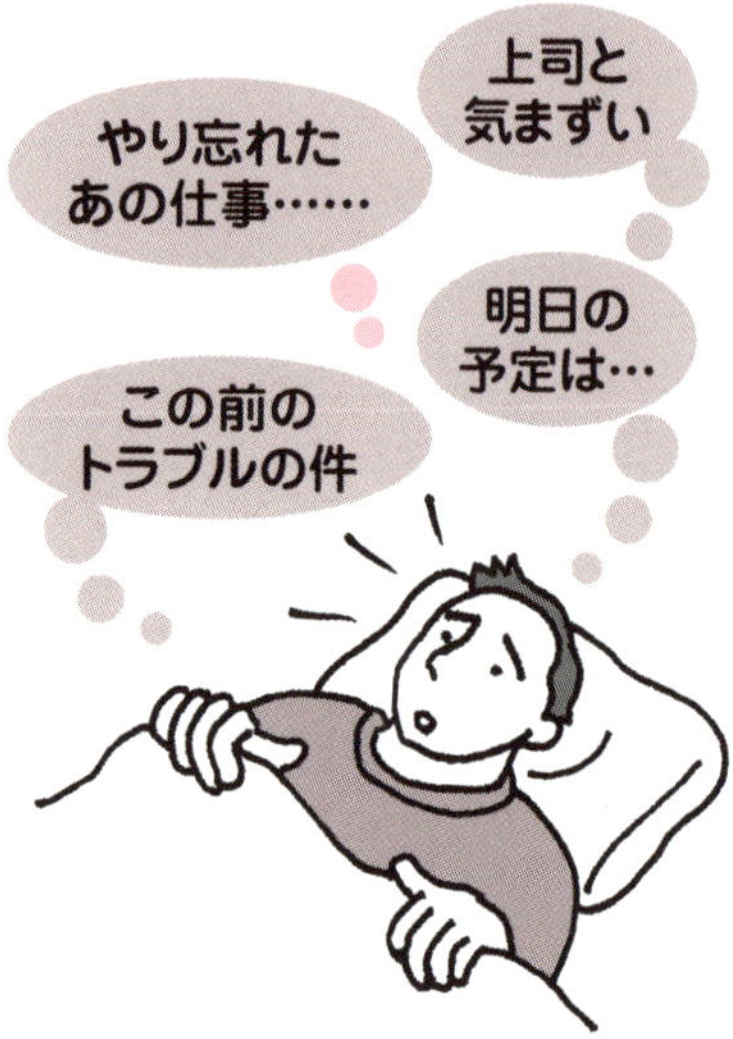

上司と気まずい
やり忘れたあの仕事……
明日の予定は…
この前のトラブルの件

社会生活をするうえで、常に心配事や不安などのストレスにさらされている。

瞑想で頭をリセット。ストレスがやわらぐ

瞑想をして、「何も考えない」時間を設けることで、ストレスを切り離し、自律神経を整える。

column

ストレスをやわらげるにはビタミンCとB群

強いストレスが加わると、それに対抗するため副腎皮質ホルモンが多く分泌され、体内ではビタミンCが大量消費されるので、Cをたっぷり補給しましょう。また、“神経のビタミン”とも呼ばれるビタミンB群も抗ストレス作用があります。

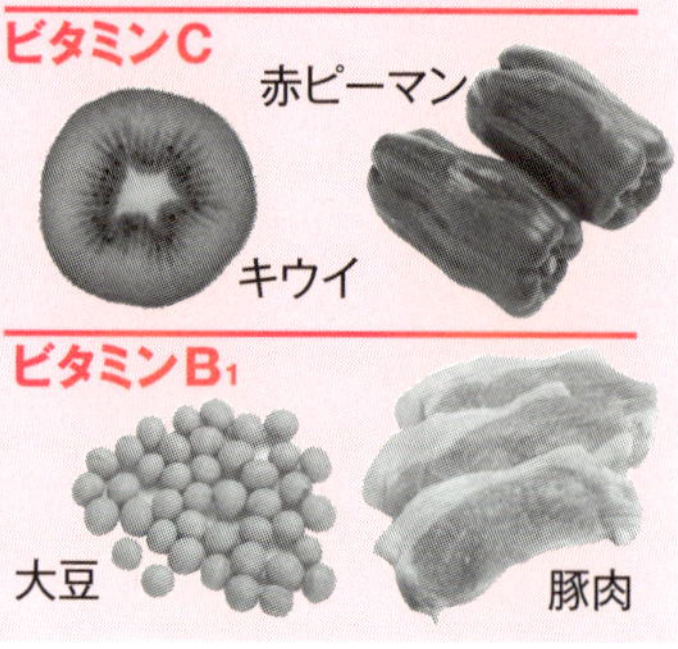

ビタミンC
赤ピーマン
キウイ
ビタミンB1
大豆
豚肉

1日の締めくくりとして寝る前に10分間、瞑想を行う

10分間瞑想の手順

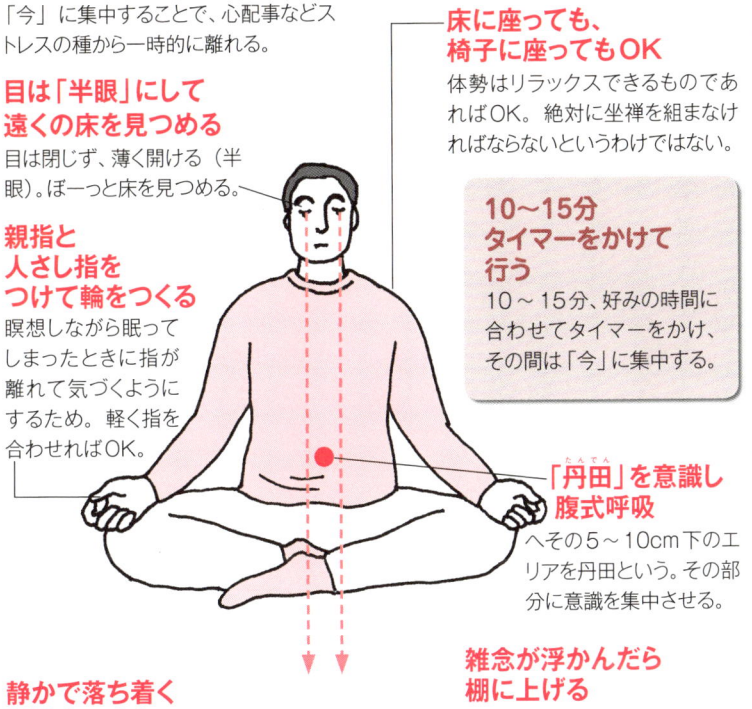

「今」に集中することで、心配事などストレスの種から一時的に離れる。

床に座っても、椅子に座ってもOK

体勢はリラックスできるものであればOK。絶対に坐禅を組まなければならないというわけではない。

目は「半眼」にして遠くの床を見つめる

目は閉じず、薄く開ける（半眼）。ぼーっと床を見つめる。

10～15分タイマーをかけて行う

10～15分、好みの時間に合わせてタイマーをかけ、その間は「今」に集中する。

親指と人さし指をつけて輪をつくる

瞑想しながら眠ってしまったときに指が離れて気づくようにするため。軽く指を合わせればOK。

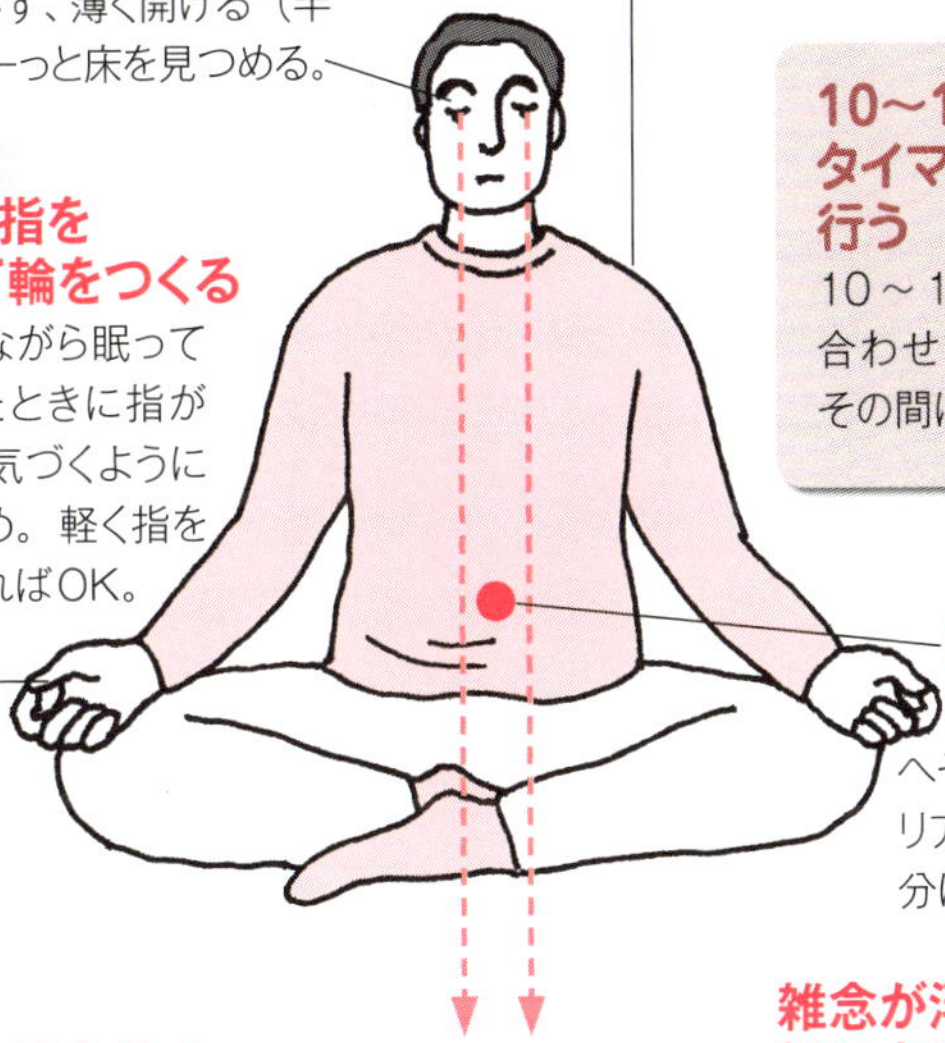

「丹田《たんでん》」を意識し腹式呼吸

へその5～10cm下のエリアを丹田という。その部分に意識を集中させる。

静かで落ち着く環境をつくる

テレビや携帯電話などは消しておく。間接照明などもおすすめ。

雑念が浮かんだら棚に上げる

瞑想中に心配事などが浮かんできたら、「後で考えよう」と棚に上げてしまおう。

ストレスを軽減し、尿酸値の上昇を防ぐには、一時的でもよいので、ストレスのもとから離れる時間をつくることが大切です。

それには「瞑想」が最適です。瞑想というと難しく思うかもしれませんが、慣れれば簡単です。

何もしないで頭を空にするのは難しいものです。そんなときは「丹田」を意識してみましょう。丹田とはへその下5～10㎝程度の位置にある部位で、そこに意識を集中させます。ひとつの部位に集中することで、余計なことを考えずに済みます。

そして、瞑想している〝今の自分〟に意識を向けるのです。こうすることで、ストレスと距離をとります。

時間は、1日10分程度でOKです。入眠儀式（P100参照）にしてもよいでしょう。イライラしたり、気疲れした日には特に効果的です。

特効ルール 生活

合併症を防ぐために禁煙にチャレンジする

喫煙で尿酸値が上がるという報告はありません。しかし、高尿酸血症に直接の影響がなくとも、喫煙が高血圧など生活習慣病に悪影響を及ぼすことは明らかです。合併症を防ぐためにも禁煙しましょう。

周囲に禁煙を宣言して、タバコから離れる決意を

喫煙によって尿酸値が上がるという報告はありません。

しかし、尿酸値には直接影響がないとはいえ、高尿酸血症・痛風の合併症に多い高血圧や糖尿病、脂質異常症、動脈硬化に対しては喫煙が悪影響を及ぼすことは明らかです。がんや呼吸器疾患のリスクも高くなります。

自力で禁煙するのが難しいなら、「禁煙外来」を利用するとよいでしょう。そのほうがスムーズに禁煙できます。特に、ヘビースモーカーでニコチン依存があると認められれば、健康保険適用で禁煙治療を受けることもできます。

自力で禁煙するための４か条

1 周囲に宣言する

「今日から禁煙する」と宣言。禁煙は続いているか、周囲に監視してもらう。

2 喫煙具を捨てる

喫煙具を見ると、タバコの存在を思い出してしまう。ライターや灰皿を捨てて、目に入らないようにする。

3 喫煙所や喫煙者に近づかない

吸っている人を見ると、自分も吸いたくなってしまう。飲み会のときなどは特に注意したい。

4 吸いたくなったら水を飲む、ガムをかむ

水を飲んだりガムをかんで、口寂しさを解消する。ガムはキシリトールを使用しているものにする(P41)。

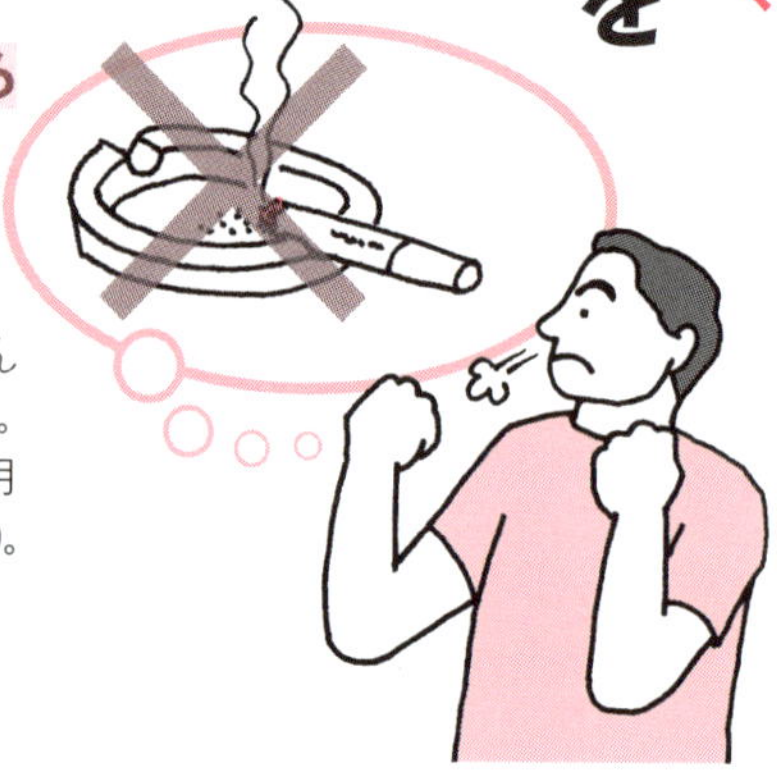

PART 3

尿酸値が高いと
こんなに怖い!

“高尿酸血症・痛風”ってどんな病気?

生活の変化で高尿酸血症・痛風が増えている

かつての「ぜいたく病」は今や誰にでも起こりうる

痛風は、かつて「ぜいたく病」と呼ばれていました。実際、昔の王侯貴族や歴史に名を残した人物の多くが痛風にかかっていました。原因は、毎日の豪華な食事と飲酒です。おそらくストレスも関係していたことでしょう。現在の日本も同様の事態になっています。高度経済成長期頃から増加し、今や誰にでも起こりうる病気になったのです。

その最大の原因は食生活の欧米化です。普段どれほど高カロリーな食事をしているのか振り返れば、きっと自覚できるはずです（P50参照）。

「高尿酸血症」と「痛風」はひとつながりの病気

高尿酸血症と痛風はイコールではありません。尿酸値が7㎎／dℓを超えれば、高尿酸血症と診断され、このうち痛風発作がある場合を「痛風」と呼びます。

一方、尿酸値が基準値より高くても痛風発作が出ない人もいます。この場合は「無症候性高尿酸血症」といい、つまり高尿酸血症のことです。

ただ、痛風発作があってもなくても尿酸値が高いことに変わりはなく、放置してよいわけがありません。尿酸値を下げるため、食事や生活習慣の改善が必要な点は同じです。

高尿酸血症・痛風になりやすいのはこんな人

以下のチェック項目に該当する数が多ければ多いほど、高尿酸血症や痛風のリスクは高くなる。

- □ 30代以上
- □ 男性
- □ 肥満気味
- □ 家族に尿酸値の高い人がいる
- □ 腎臓の病気を持っている
- □ お酒大好き
- □ 高カロリーな食事が多い
- □ 運動不足
- □ ストレスが多い
- □ ジュースや甘いものを好む

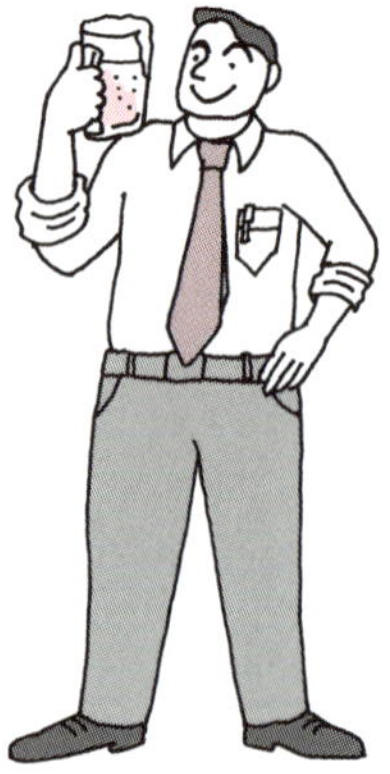

現代の生活習慣が尿酸値を上げている

飲　酒

対策! P44～

**アルコールは
ビール以外でも
尿酸値を上げる**

ビールだけではなく、アルコールはそれ自体に尿酸の生成を促したり、排出を妨げる働きがある。

オーバーカロリーな食事

対策! P50～

**内臓脂肪が
蓄積すると尿酸もたまる**

高カロリーな食事を続けることによって、内臓脂肪が蓄積すると、尿酸値が高くなってしまう。

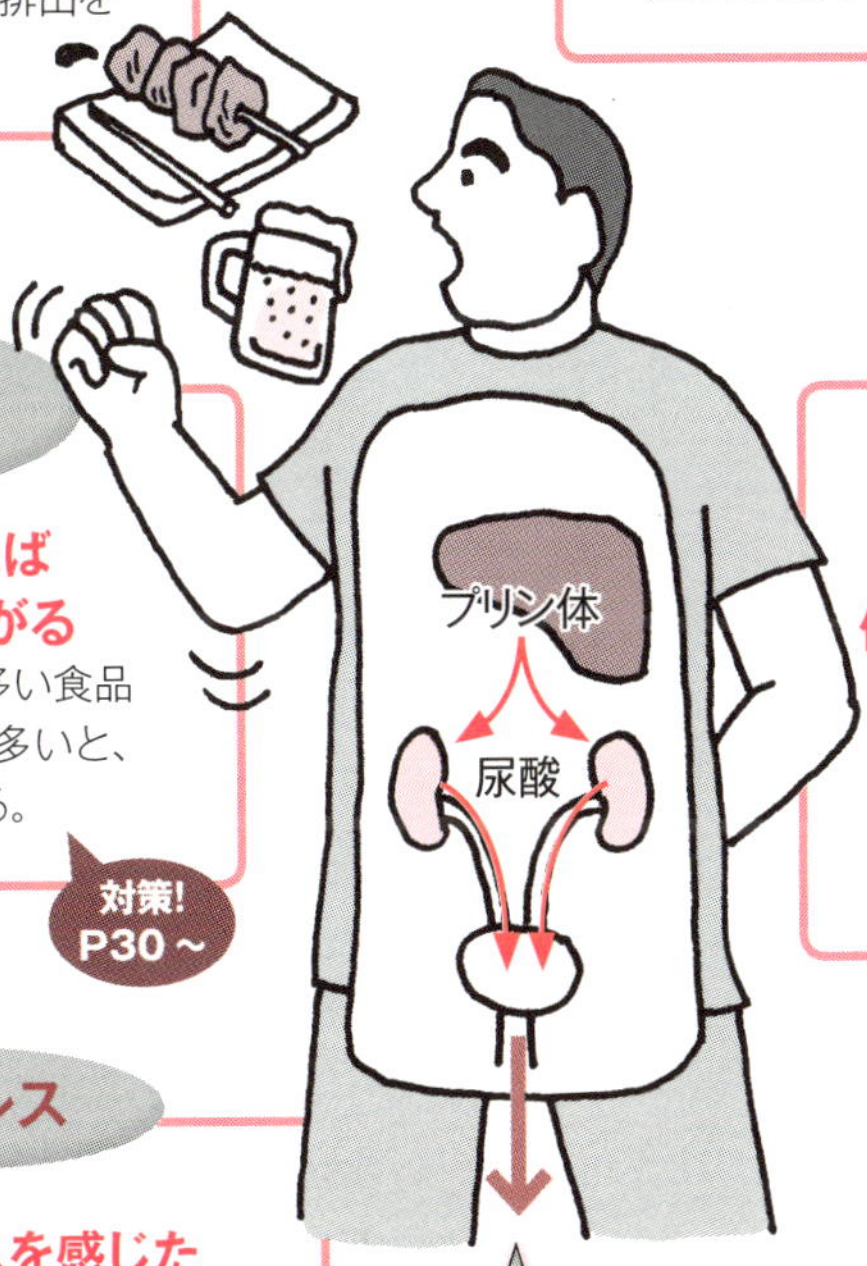

プリン体の多い食品

**毎日食べれば
尿酸値が上がる**

レバーなど特に多い食品を食べる機会が多いと、尿酸値は高くなる。

対策! P30～

運動不足

**車通勤、
エレベーター、
便利な生活でメタボ**

交通手段の発達などによって動く機会が減少し、消費カロリーが少なくなっている。

対策! P76～

ストレス

対策! P96～

**ストレスを感じた
ときに出るホルモンが
尿酸値を上げる**

ストレスを感じることで分泌されるホルモンの働きによって、尿酸値が上がる。

**肝臓に集まり、
腎臓を通り
尿として排出**

通常の場合、尿酸の材料となるプリン体は、肝臓で分解され、尿酸に形を変える。腎臓で濾《ろ》過《か》され、尿として排出される。

こんなことも尿酸値上昇の引き金

薬の作用➡P112　激しい運動➡P92　腎臓の病気➡P124

尿酸はたまりやすく、排泄されにくい

尿酸はこれ以上分解できない「最終代謝産物」

尿酸は、細胞の新陳代謝や体内のエネルギー代謝に伴ってつくられるほか、プリン体を含む食べ物からも摂取されます。これ自体はごく自然なことなのですが、やっかいなのは尿酸の性質が「最終代謝産物」であるという点です。

最終代謝産物とは、それ以上は分解できないということ。尿酸は腎臓から尿として排泄されますが、全体のわずか10％ほどで残りは再吸収されます。

さらに、尿酸は水に溶けにくい性質があります。

産生と排泄のバランスが崩れ、尿酸が増える

体内には常に一定量の尿酸があります。これを「尿酸プール」といいます（左図）。プールには、体内での代謝や食物からの摂取により1日約700mgの尿酸がつくられ、蓄えられています。一方、腎臓からはほぼ一定量が排泄され、健康な人はこの収支のバランスが保たれています。

しかし、何らかの原因でこのバランスが崩れると、血中に尿酸が増えてしまいます。原因には3タイプあり（左図）、最も多いのは排泄低下型です。どのタイプかは検査によって調べることができます（P12参照）。

マメ知識

尿酸を分解できる動物もいる

人間が高尿酸血症や痛風に悩まされているのに対し、尿酸を分解する酵素を持っている動物もいます。というより、尿酸を分解できないのは人間やチンパンジーなどの霊長類と鳥類、一部の爬《は》虫《ちゅう》類だけなのです。

犬や猫、牛などの哺乳類は、尿酸酸化酵素によって尿酸をアラントインという低分子物質に分解して排泄します。つまり、痛風や高尿酸血症とは無縁なのです。

体内の「尿酸プール」があふれると高尿酸血症に

正常　尿酸の産生と排泄のバランスがとれている

正常な場合、尿酸を作る量と排泄する量はほぼ同じなので、尿酸プールがあふれることはない。

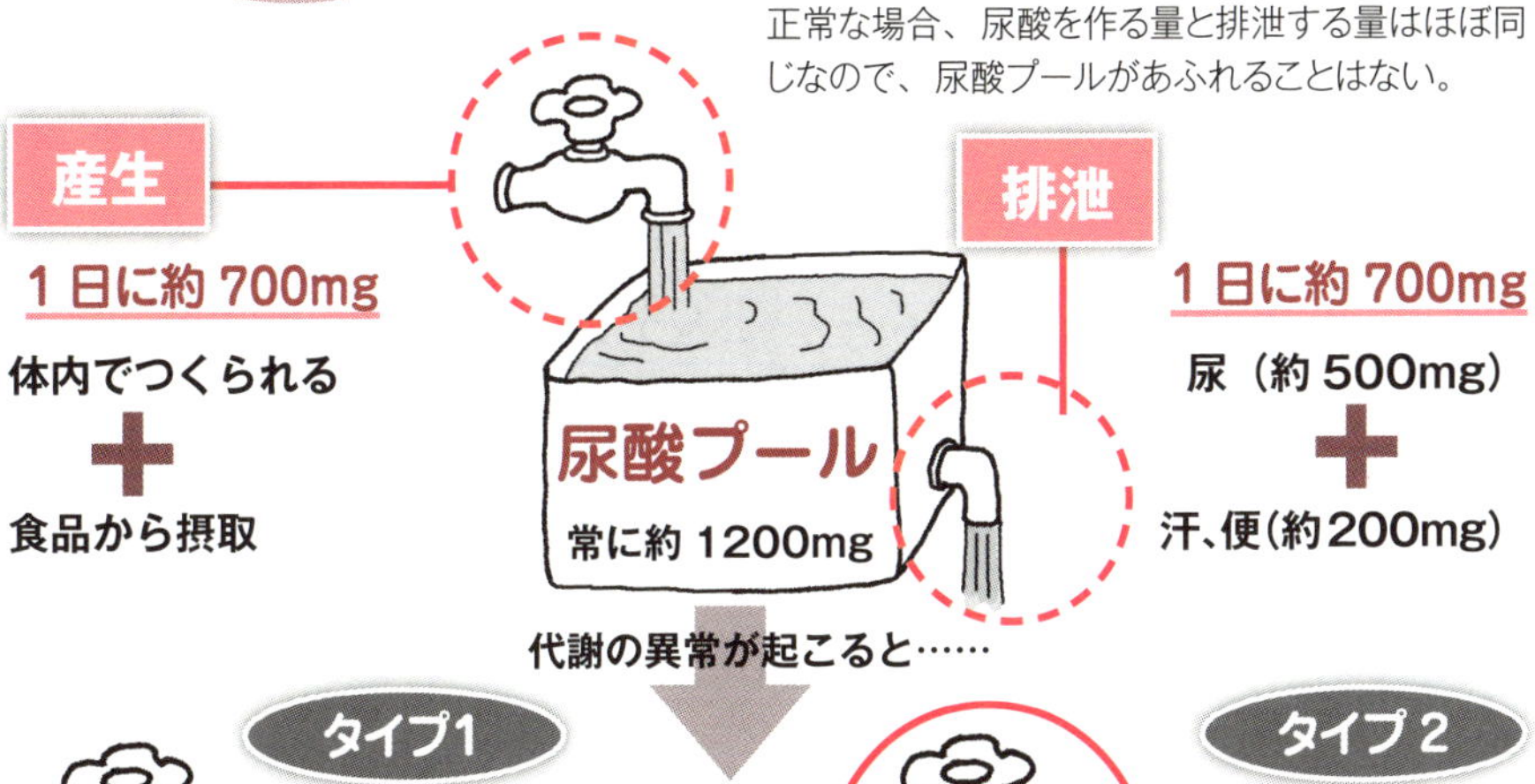
産生
1日に約700mg
体内でつくられる
＋
食品から摂取
尿酸プール
常に約1200mg
排泄
1日に約700mg
尿（約500mg）
＋
汗、便（約200mg）
代謝の異常が起こると……

タイプ1
排泄が少ないタイプ（排泄低下型）

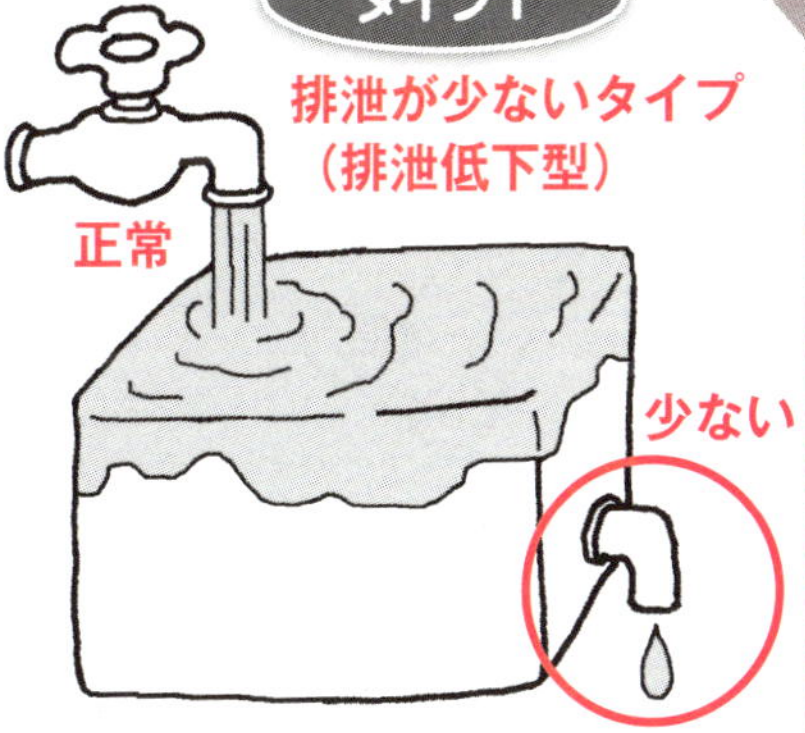
正常
少ない

つくられる量は正常だが、排泄が少ないために尿酸値が高まるタイプ。日本人に多い。

タイプ2
産生が多いタイプ（産生過剰型）

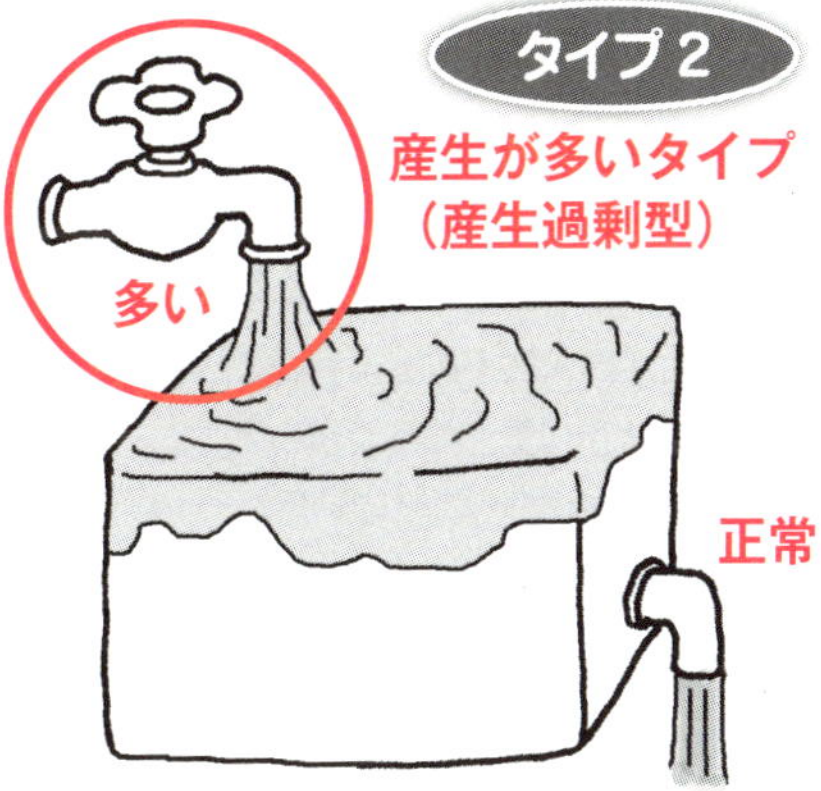
多い
正常

排泄する量は正常だが、つくられる量が多いために排泄が間に合わずに尿酸値が高まる。

タイプ3
排泄が少なく、産生も多いタイプ（混合型）

タイプ1とタイプ2が合わさったタイプ。高尿酸血症の約30％が該当する。

多い
少ない

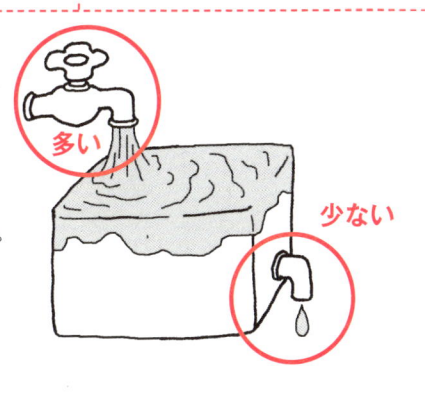

激しい運動などによって尿酸が増える

エネルギーの「燃えカス」がプリン体になる

尿酸値を上げる原因のひとつとして、「激しい運動」が挙げられます。ウエイトリフティングや短距離走など、息を止めて瞬発的に行う「無酸素運動」によって尿酸値が上がるのです。

たくさん運動をすると、エネルギーも大量に必要になります。エネルギー源として使われるのはＡＴＰ（アデノシン三リン酸）です。ＡＴＰは実はプリン体の一種です。ＡＴＰが大量に使われるとプリン体は肝臓で分解され、尿酸になり、尿酸値を上げる原因になります。

有酸素運動をすれば燃えカスは出にくい

ジョギングやウオーキングなどの「有酸素運動」では、ＡＴＰがスムーズに供給され、再利用されます。

一方、無酸素運動ではＡＴＰがうまく供給されません。筋肉を動かすためにはＡＴＰが必要なので、無理をしてＡＴＰをつくり出すことになります。そのため、多くの燃えカスが出てしまうのです。結果として尿酸値が上がってしまいます。

自分の運動能力を超えると無酸素運動になりがちです。運動の際は無理のない範囲で有酸素運動を継続しましょう（Ｐ90参照）。

One Point

薬の作用で尿酸値が上がることもある

薬によって、尿酸値が上がる場合があります。

代表的なのは高血圧の治療で用いる「降圧利尿薬」です。利尿薬の作用によって尿酸が再吸収され（一度腎臓で濾《ろ》過《か》されたものが再び吸収されること）、尿酸値が上がります。

他にも、少量のアスピリン、抗結核剤の一部などが尿酸の排泄を阻害するおそれがあります。服用している薬は、医師にすべて伝えましょう。

有酸素運動で尿酸値を上がりにくい体質に

有酸素運動

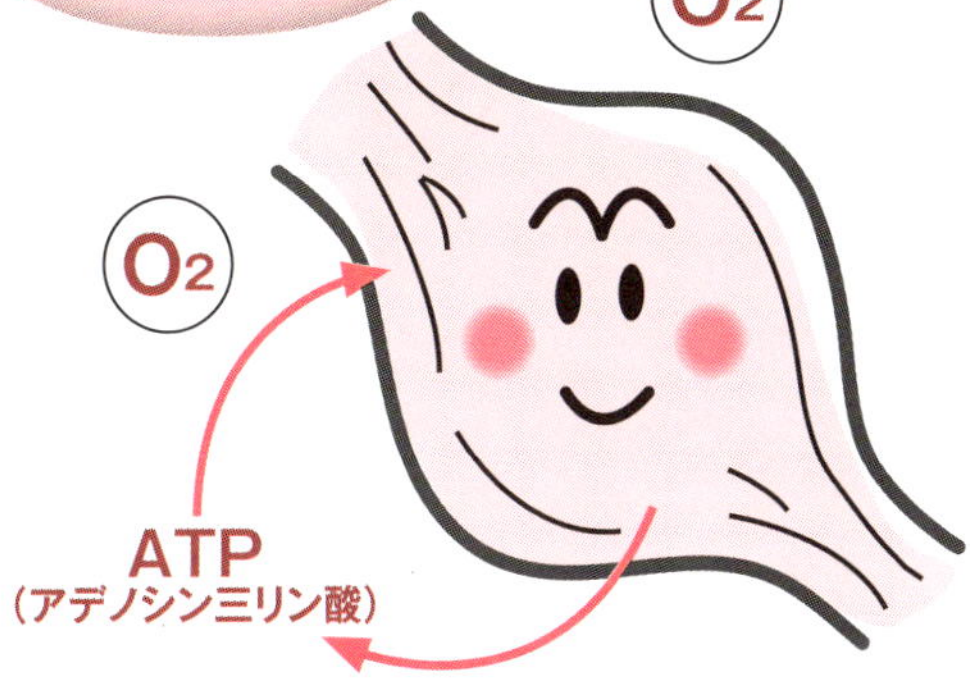

ウオーキング、ジョギングなど

有酸素運動は、酸素を取り込みながら行う運動。有酸素運動を行うと、エネルギー源であるATPがスムーズに供給されるので、燃えカスが少なく、尿酸値は上がらない。

無酸素運動

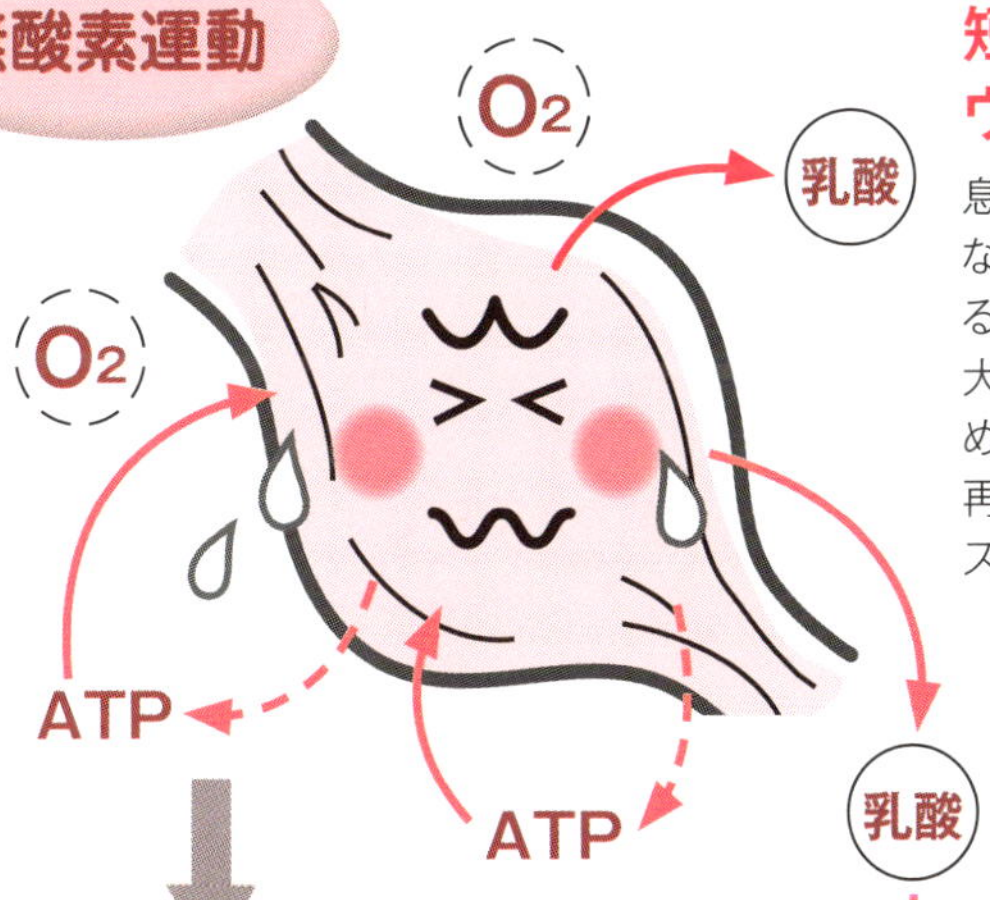

短距離走、ウエイトリフティングなど

息を止めて瞬間的に力を入れるような運動。大量のエネルギーを消費するため、エネルギー源であるATPも大量に必要。しかし、酸素がないためATPの供給がスムーズにいかず、再利用が間に合わなくなって燃えカスが増える。

「燃えカス」が増加

「乳酸」が増加

疲労物資である「乳酸」が多くつくられる。乳酸は尿酸の排泄を妨げるため、さらに尿酸値が上がる。

尿酸の排泄が妨げられる

尿酸値が上がる

放置すると命に関わる合併症につながる

尿酸値を上げるきっかけは日常にひそんでいる

高尿酸血症は自覚症状がなく、健診などで気づくことがほとんどです。痛風発作に見舞われた人なら激痛に懲りて治療に取り組むことが多いのですが、痛風発作がない場合、危機感がなく、放置しがちです。

しかし、放っておいてはいけません。尿酸値がさらに上昇すると痛風発作が起きやすくなります。また、尿酸値が高い人にはメタボリックシンドローム、高血圧、心疾患、慢性腎臓病、糖尿病が起こりやすいことがわかっています。これらは時に、命に関わる合併症となります。

尿酸値が高くなっても自覚症状はほとんどない

高尿酸血症を放置すると痛風発作が悪化するだけでなく、尿路結石や腎障害といった合併症を招きます。腎障害が悪化して腎不全にまで至ると、人工透析が必要になります。

さらに怖いのは、糖尿病や高血圧、脂質異常症、メタボリックシンドロームを合併しやすく、その影響で脳卒中や心筋梗塞《こうそく》などを招くリスクも非常に高くなります。

高尿酸血症とその合併症は、いずれも食事や生活習慣が大きく関わっています。合併症を食い止めるには、ここを改善すればよいのです。

One Point

尿酸の代謝にも関わる「インスリン抵抗性」

高尿酸血症には、メタボと診断される人が多く見られます。メタボで問題になるのが、お腹にたまった内臓脂肪です。内臓脂肪がたまると、インスリンがうまく働かなくなる「インスリン抵抗性」という状態になります。通常のインスリンの量では十分に作用しなくなり、さらにインスリンが分泌されます。インスリンが増えると、尿酸の再吸収が促され、尿酸値が上がると考えられています。

“痛みがないから”と放置するのは危険

尿酸の産生と排出のバランスが崩れる要因

- 肥満
- 激しすぎる運動
- ストレス
- 飲酒
- 腎臓の病気
- 薬の作用

など

↓

体内の尿酸が増える

尿酸値が7mg/dℓを超えると**高尿酸血症**

↓

治療せずに放っておくと……？

無症候性高尿酸血症期

自覚症状はない

尿酸値が7mg/dℓを超えているものの、痛風発作などの自覚できる症状がない状態。

↓ 数年

間欠性痛風発作期

痛風発作が現れる

突然の痛風発作に見舞われる時期。発作は2週間ほどで治まるが、ここで治療を怠ると発作の頻度が上がりやすい。

↓ 最初の発作から数年から10年

慢性結節性痛風期

関節にこぶ（結節）ができる

治療せずに放置していると、痛みが慢性化する。さらに関節にこぶのような「結節」ができるようになる。

↓

さまざまな合併症

- メタボリックシンドローム ➡P120
- 尿路結石 ➡P122
- 腎障害 ➡P124

↓

脳卒中・心筋梗塞　　**人工透析が必要なことも**

命に関わる

生活改善でも値が下がらなければ薬を使う

尿酸を下げる薬が用いられる

無症候性高尿酸血症（尿酸値が7mg／dℓを超える場合）では、何らかの治療が必要です。治療といってもすぐに薬を使うのではなく、基本は食事や生活習慣の改善です。

それでも尿酸値が下がらず、痛風発作が起こったときは薬物療法に踏み切ります。合併症が起こっているときにも薬物療法を行うことがあります。ただし、薬物療法を開始したからといって、生活習慣をもとに戻しては意味がありません。薬物治療を行っている間も、生活習慣の改善は併行します。

「排泄低下型」「産生過剰型」タイプに合わせて使い分け

薬物療法を始めるにあたっては、検査によって患者さんが「排泄低下型」か「産生過剰型」かを調べ、タイプに合った薬を用います。

排泄低下型はその名のとおり腎臓からの排泄が少ないので、腎臓の尿細管という部分に作用して尿酸の排泄を促す薬が適しています。産生過剰型には、尿酸が体内で過剰につくられるのを抑える薬を使います。肝臓で尿酸をつくる酵素の働きを阻害する作用があります。腎機能や尿路結石の有無、併用薬などによっても薬を使い分けます。

尿酸降下薬服用の注意点

①飲み始めに痛風発作が起こることも

尿酸値が薬によって急に下がると、それまで関節にたまっていた尿酸が血中に溶け出して発作を招くことがある。

②定期的に通院する

定期的に医療機関で服薬後の経過をチェックする。

③生活習慣の改善も継続する

薬だけに頼らず、食生活をはじめとした生活改善を併行する。

病気のタイプによって使い分ける

タイプ 1

排泄が少ないタイプ（排泄低下型） → **尿酸排泄促進薬**

腎臓の「尿細管」に働きかけ、尿酸の排泄をしやすくするための薬。

ベンズブロマロン（商品名：ユリノームなど）

尿酸排泄促進薬の中で最も使われている薬。尿酸排泄作用が強く、作用の持続時間が長い。

副作用：まれに重症な肝障害

プロベネシド（商品名：ベネシッド）

痛風の治療薬として最初に開発された薬。抗生物質などを併用すると、それらの作用を阻害するため、飲み合わせには注意が必要。使用頻度は低くなっている。

副作用：まれに重症な肝障害、貧血など薬物の相互作用が多い

ブコローム（商品名：パラミヂン）

非ステロイド系抗炎症薬として、関節炎などを抑えるために開発されたもの。尿酸の排泄も促してくれる。

副作用：胃腸障害など

タイプ 2

産生が多いタイプ（産生過剰型） → **尿酸生成抑制薬**

肝臓で尿酸がつくられる際に働く酵素「キサンチンオキシダーゼ」の働きを阻害し、尿酸のつくられる量を抑制する。

アロプリノール（商品名：ザイロリックなど）

アロプリノールは、尿酸の生成を抑制するための薬として長年使用されている。腎臓に疾患がある場合は用量を制限する。

副作用：まれに皮膚粘膜眼症候群*など

フェブキソスタット（商品名：フェブリク）

新薬として開発された。アロプリノールに比べて用量が少なく、腎臓に疾患がある患者さんにもより使いやすい。

副作用：まれに肝障害

＊皮膚粘膜眼症候群……皮膚や粘膜に水疱などができたり、眼に結膜炎や角膜炎が現れる。重症の場合は失明や命を落とすことも。

痛風発作の経過に合わせて適切な薬を用いる

痛風発作の激しい痛みを抑える薬

食事や生活習慣を改善し（パート2）、十分に気をつけていても痛風発作が起こってしまうことがあります。このような場合は、処方された発作専用の薬をすぐに服用します。

薬が処方されていない、あるいは初めての発作で薬がない場合は、勝手に市販の痛み止めを服用せず、受診します。市販薬によっては、痛みが悪化することがあるからです。

発作の痛みを抑える薬は非ステロイド抗炎症薬、副腎皮質ステロイド薬があり、痛みの程度や体の状態を考慮して処方されます。

発作の前兆がわかれば予防の薬も服用できる

痛風発作の予防には、コルヒチンという特効薬があります。

人によっては、発作が起こる前に軽い痛みが出る、ピリピリ、ムズムズするなどの予兆を感じることがあります。発作を起こしたことがないと気づかない場合が多いのですが、経験者はわかるといいます。

こうした予兆を察知したときにすぐにコルヒチンを服用しておくと、発作を予防したり痛みを軽減させたりすることができます。また、発作が頻発する時は、予防的に一定期間服用するという用い方もあります。

One Point

「上げて冷やす」が、発作の応急処置

痛風発作が起こったら、すぐに処方された薬を服用したうえで、応急処置をして少しでも痛みを和らげます。 座布団などを折り曲げて足を乗せ、横になって患部を心臓より高く保ち、安静にします。患部を冷やすと効果的です。逆に、入浴して温めたり、もんだりすると痛みが悪化します。

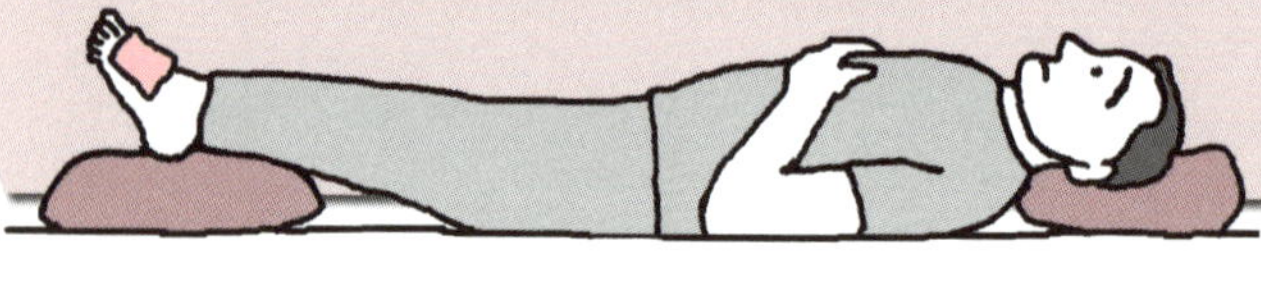

発作の前兆に気がついたら服薬を

発作前

発作を未然に防ぐ／軽くする

こんな症状

- ・ビリビリする
- ・ザワザワする
- ・ぶつけていないのに痛い

いつも携帯しておきたい

用いる薬

コルヒチン

尿酸の結晶を攻撃しようとする白血球の働きを妨げる。痛風発作の痛みを止める作用もあるが、予防に対する効果が高いといわれている。

副作用：下痢、まれに脱毛など

発作時

痛みをとる

こんな症状

・激しい痛み　・腫れ

用いる薬①

非ステロイド系抗炎症薬（NSAIDs）

発作の痛みを抑える。発作が激しいときには1日に限って比較的大量に服用するという方法をとる。胃・十二指腸潰瘍《かいよう》を患ったことがある人には使用を避ける。

- **・インドメタシン**（商品名：インダシンなど）
- **・ナプロキセン**（商品名：ナイキサン）
- **・フェンブフェン**（商品名：ナパノール）
- **・プラノプロフェン**（商品名：ニフラン）
- **・オキサプロジン**（商品名：アルボ）

副作用：胃腸障害

用いる薬②

副腎皮質ステロイド薬

非ステロイド系抗炎症薬が使えなかったり、効果がいまひとつのときに用いる。飲み薬以外に注射もあるので、患者さんの状態に合わせて選ぶ。

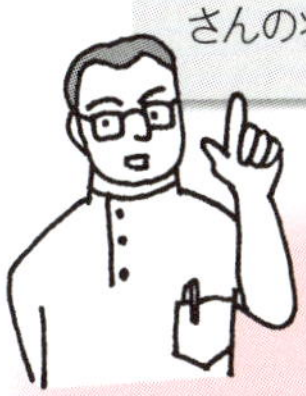

Point

だらだら長く使わず発作時のみ

発作に対する薬は、副作用のリスクを下げるためにも、痛みが出たときに短期集中で使う。

発作後

尿酸値を下げて発作の再発を防ぐ

尿酸降下薬を使い、尿酸値を下げていく。尿酸降下薬を使用し始めるタイミングは、診察時に医師から指示されるのでそれを守る。

合併症1

メタボリックシンドローム——行く末は脳卒中、心筋梗塞

「メタボ」放置で命を落とすことも

メタボリックシンドローム（メタボ）とは、内臓脂肪の蓄積に加え、脂質異常や高血圧、高血糖などの異常が加わった状態のことです（下記参照）。

メタボがやっかいなのは、増えすぎた内臓脂肪から分泌される生理活性物質によって、脂質や糖質、尿酸の代謝に異常が起こることです。

そのため、高尿酸血症が悪化するだけでなく、「動脈硬化」が進み（左図）、心筋梗塞《こうそく》や脳卒中などの重大な病気を招く危険が非常に高くなるのです。

メタボと尿酸値は「卵とニワトリ」の関係

メタボと高尿酸血症は、いわば「卵とニワトリ」の関係にあります。

尿酸値が高い人にはもともと太りやすい食事や生活習慣が多く、メタボが悪化しやすい傾向があります。一方で、メタボになったことで代謝に異常が起こり、尿酸値が高くなるというケースもしばしばみられます。

いずれにしろ、尿酸値が高く、肥満がある人は減量することが治療の第一歩です。食事の総カロリー量の制限（P50参照）に加え、有酸素運動（P90参照）などで体を動かし、体重をコントロールします。

メタボリックシンドロームの診断基準*

内臓脂肪の蓄積

ウエストサイズが
男性：85cm以上
女性：90cm以上

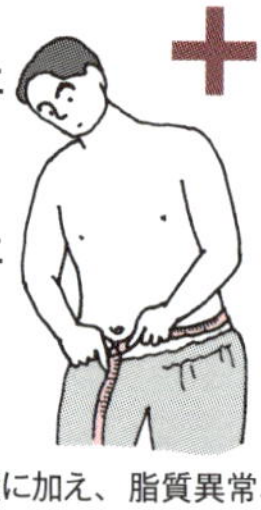

＋

脂質異常

中性脂肪値 150mg/dℓ 以上
HDL コレステロール値 40mg/dℓ 未満

高血圧

収縮期血圧 130mmHg 以上
拡張期血圧 85mmHg 以上

高血糖

空腹時血糖値 110mg/dℓ 以上

*内臓脂肪の蓄積に加え、脂質異常、高血圧、高血糖のうち2つ以上があてはまると診断される。

放置すると「動脈硬化」に

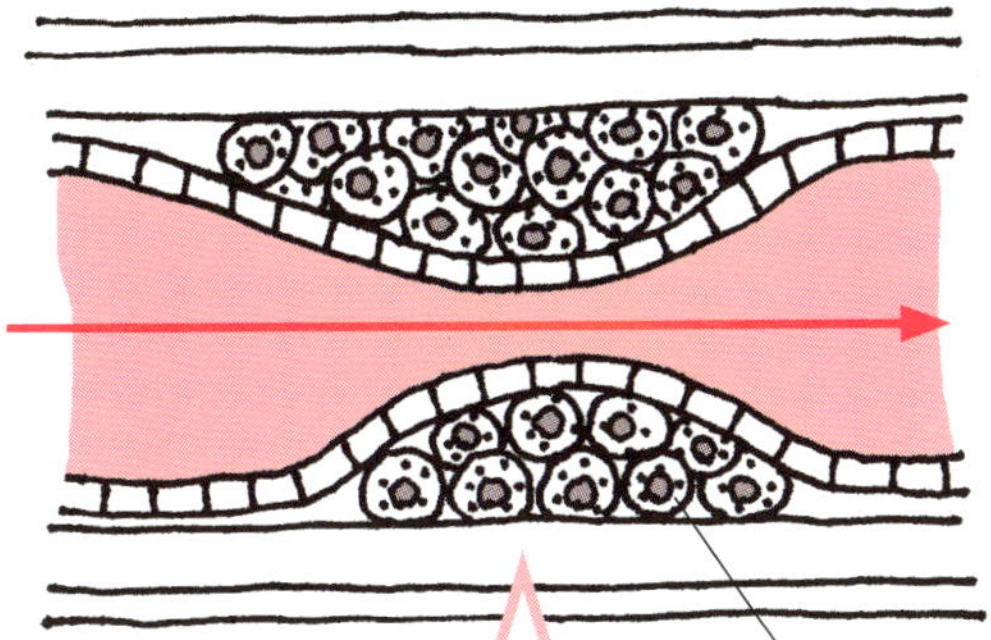

血液の通り道が狭くなる

動脈硬化によって、太い血管にはこぶができる。こぶによって血液の通り道が狭くなる。こぶが破れると、それを塞ごうと血栓（血液の塊）ができ、血管を塞《ふさ》いでしまう。

血管が傷つく

高血圧などによって、血管の壁に圧力がかかり、傷がつく。

→

傷口からコレステロールが入る

傷がついた部分にコレステロールが入り込み、酸化する。酸化したコレステロールを白血球の一種が回収する。

→

血管壁の中で「こぶ」ができる

コレステロールを取り込んだ白血球が集まり、アテローム（こぶ）になる。

体のさまざまな場所で血管が詰まる

心臓で **冠動脈**が狭くなる

↓

狭心症

心筋が血液不足になり、動きが低下する。体を動かしているときに起こりやすく、胸の痛みなどがある。

心筋梗塞

冠動脈にできた「こぶ」が破れることで「血栓」となり、血管を塞ぐ。心臓へ栄養が送られなくなり、壊《え》死《し》する。

脳で **頸《けい》動脈**や頭蓋骨の**太い動脈**が詰まる

↓

アテローム血栓性脳梗塞

脳に近い血管が詰まる。命に関わる。一命を取りとめたとしても後遺症が残ることもある。

合併症2

尿路結石――尿酸が結晶化し、排尿時に激しく痛む

尿酸値が増えることで尿酸が「石」になる

尿路結石とは、腎臓でつくられた尿が排泄されるまでの通り道、つまり尿管～膀胱《ぼうこう》～尿道の尿路のいずれかにできる結石のことです。

尿の中のシュウ酸カルシウムなどが、尿酸が増えすぎると溶けきらずに結晶となり、徐々に大きく育って結石になるのです。また、メタボリックシンドロームがあると、尿が酸性に傾きやすく、これも結石を促す原因になります。

痛風の人の約20％が尿路結石を合併します。高尿酸血症でも合併しやすいので注意が必要です。

高尿酸血症の対策と同様、デトックスが大切

尿路結石を発症すると、結石の大きさにもよりますが、腰から脇腹にかけて激痛が起こり、血尿が出るなどのつらい症状が現れます（左図）。

尿路結石を防ぐには、尿酸値を下げるのはもちろん、生活の注意が大切です。尿が酸性に傾きすぎると尿酸の結晶化を促してしまいます。尿をアルカリ性に保つために、食事の注意（P42参照）をはじめ、水分を十分にとって尿量を増やします（P32参照）。

結石のある位置や大きさによっては、取り除く治療（左図）をします。

One Point

結石の成分の半分「シュウ酸カルシウム」にも注意

痛風の患者さんの尿路結石を成分別にみると約50％は尿酸で、残りはシュウ酸カルシウムです。

シュウ酸はほうれん草などに多く、食べすぎに注意が必要です。カルシウムと一緒にとるとシュウ酸の吸収が抑えられるので、乳製品などと組み合わせてとりましょう。

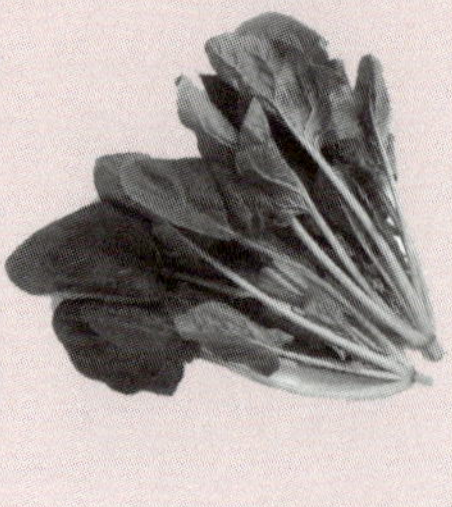

尿酸の結晶が集まって結石になる

できる場所によって名前が変わる

腎臓から尿管、膀胱にかけてできる結石の総称が「尿路結石」。結石ができる場所によって名称が異なる。

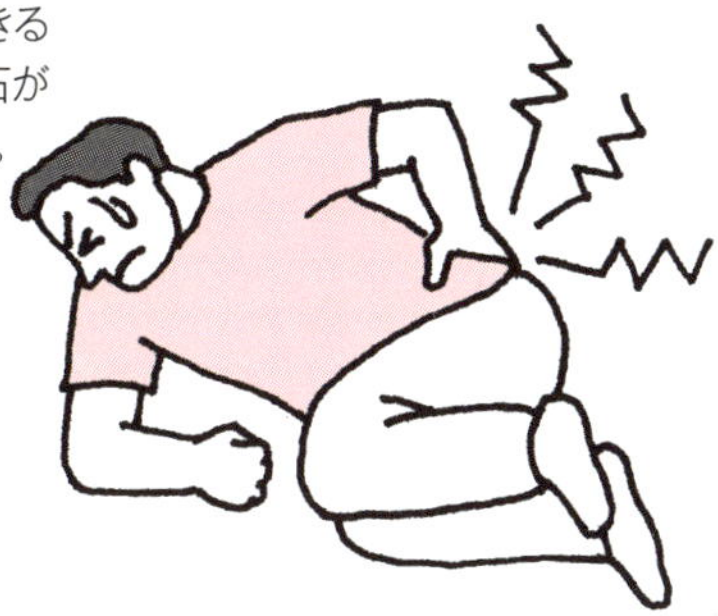

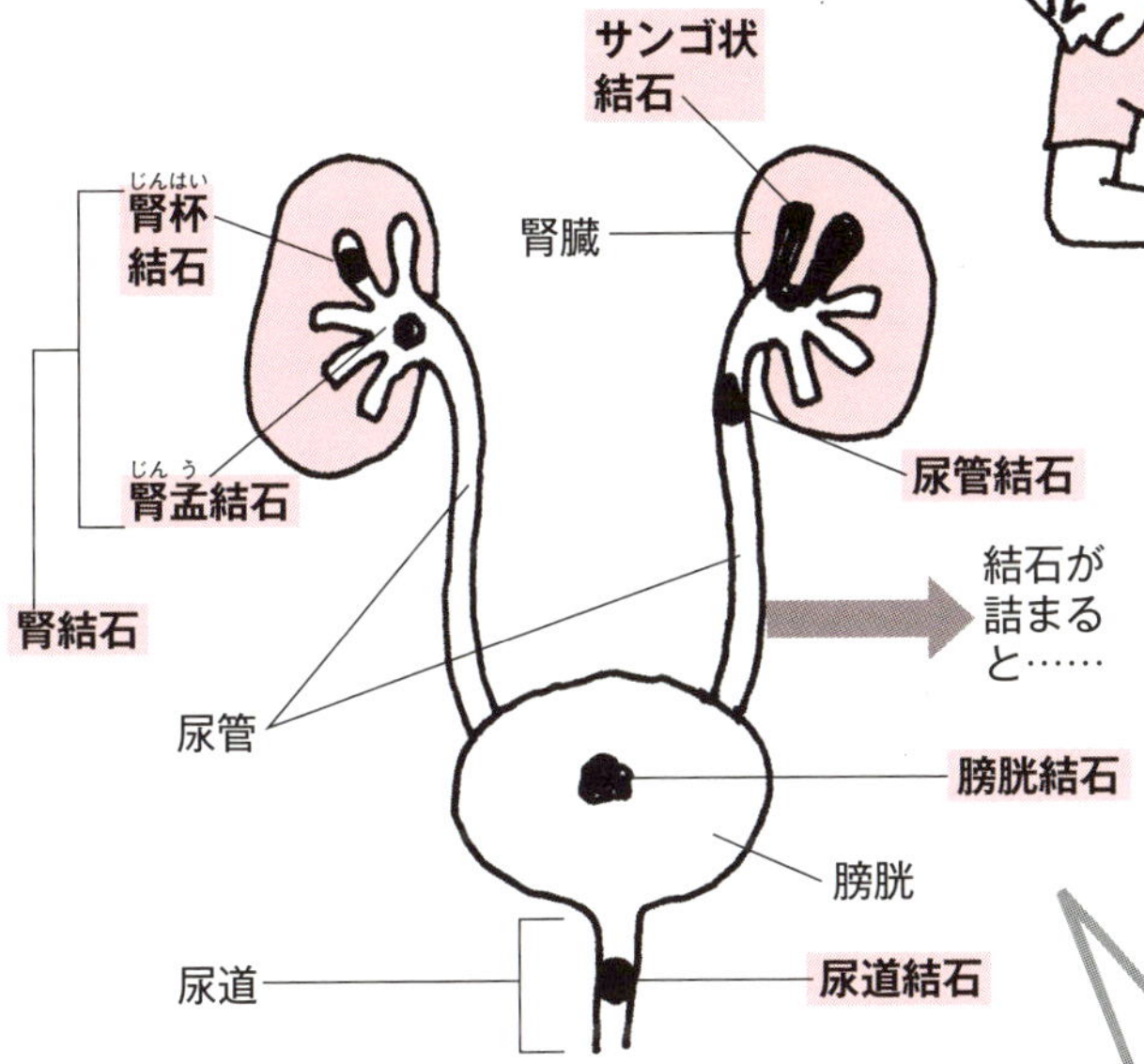
サンゴ状結石
腎杯《じんはい》結石
腎臓
腎盂《じんう》結石
腎結石
尿管結石
結石が詰まると……
尿管
膀胱結石
膀胱
尿道
尿道結石

- 背中～脇腹にかけての激しい痛み
- 排尿時の痛み
- 尿の回数が増える
- 血尿が出る

結石ができる場所によって現れる症状は異なる。間隔をおいて何度も痛みが起こり、急に消える。

結石の成分は尿酸と「シュウ酸」

痛風の患者さんにできる結石の成分のすべてが尿酸というわけではない。半分は「シュウ酸カルシウム」という成分でできている。シュウ酸カルシウムも尿酸と同様、尿の濃度が高くなると結晶化しやすい。

治療法

尿路結石の治療は、結石の大きさによって決定される。

結石の大きさが5mm 未満の場合

自然に排出されるのを待つ

結石の大きさが5mm未満と小さく、腎機能に影響が出ていない場合は、経過観察をして、自然に石が体外に出るのを待つ。

結石の大きさが5mm 以上の場合

衝撃波を使って石を砕く

結石の大きさが5mm以上だったり、腎機能に障害が出ている場合には外科的治療の対象になる。

＋

＋α 「尿のアルカリ化」を促す食事➡P42

合併症3

腎障害――悪化すれば人工透析が必要になることも

尿酸が腎臓にたまり、機能が低下する

腎臓は、血液を濾過《ろか》して老廃物や余分な水分を尿として排泄させたり、体内の水分バランスを整えたりする重要な働きがあります。

痛風や高尿酸血症で血液中の尿酸が多すぎると尿酸が腎臓内に沈着し、それが原因で間質（左図）で炎症が起こります。これを「痛風腎」といい、さらに腎機能の低下が進むとＣＫＤ（慢性腎臓病）に至ります。

腎機能が低下すると尿酸の排泄が減り、その影響でさらに尿酸値が上がるという悪循環に陥り、痛風・高尿酸血症も腎臓病も悪化します。

「腎不全」まで進行すると自力で排泄ができなくなる

腎機能が健康な状態の60％以下になると、ＣＫＤ（慢性腎臓病）と診断されます。しかし、初期には特に症状がないため、尿検査でたんぱく尿などの異常を指摘されて初めて気づくというパターンが大半です。

ＣＫＤは心筋梗塞などの虚血性心疾患や脳卒中を起こしやすく、合併症の中でも非常に深刻です。

また、腎不全に進むと自力で血液を濾過できなくなり、人工透析を受けることになります。慢性結節性痛風期（Ｐ115参照）には、腎機能が低下することが多くなります。

腎機能の低下と尿酸値の上昇の悪循環

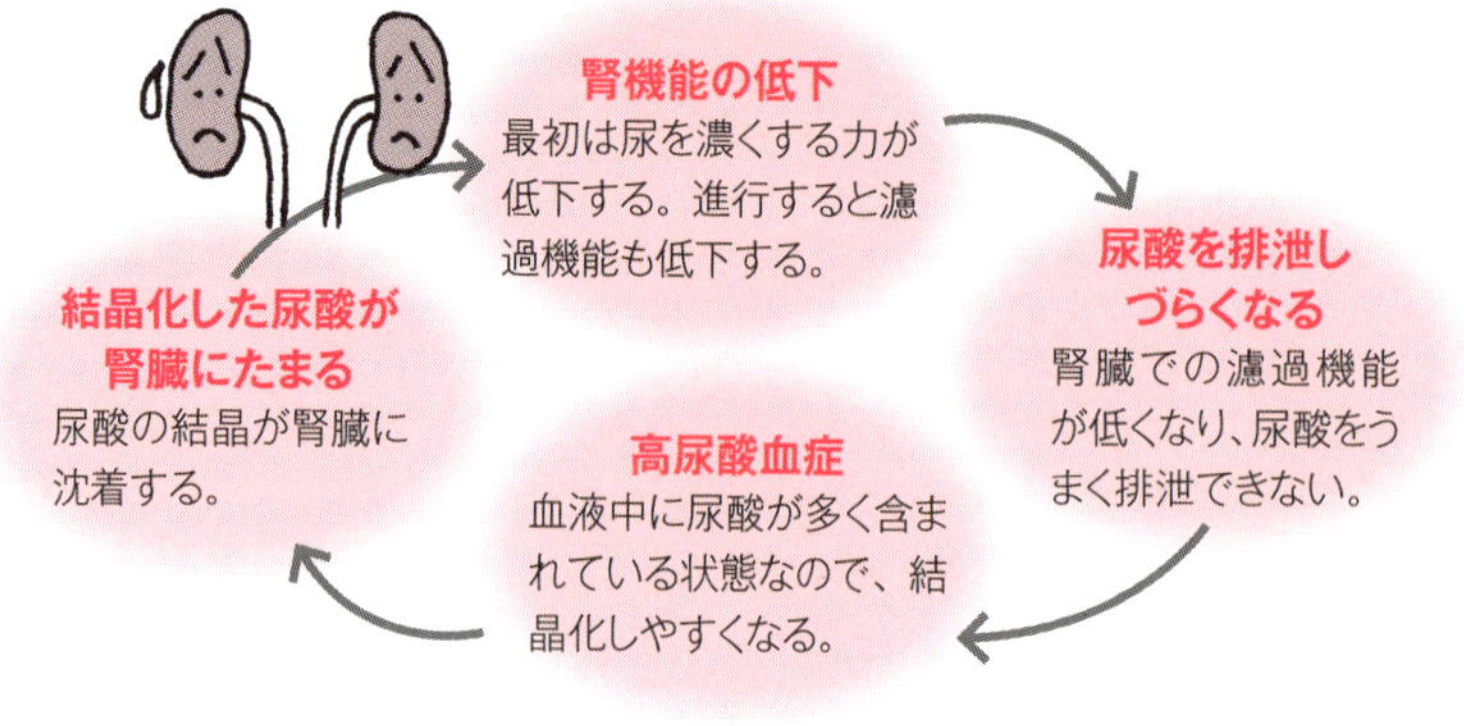

腎機能の低下
最初は尿を濃くする力が低下する。進行すると濾過機能も低下する。
尿酸を排泄しづらくなる
腎臓での濾過機能が低くなり、尿酸をうまく排泄できない。
高尿酸血症
血液中に尿酸が多く含まれている状態なので、結晶化しやすくなる。
結晶化した尿酸が腎臓にたまる
尿酸の結晶が腎臓に沈着する。

体の老廃物を濾過することができなくなる

高尿酸値血症 → **動脈硬化** → **腎機能の低下（痛風腎）**

腎機能の低下
（痛風腎）

尿酸が腎臓にたまり炎症を起こす

「髄質」というエリア。尿のもとの通り道である「尿細管」、その周囲の「間質」に尿酸がたまる。

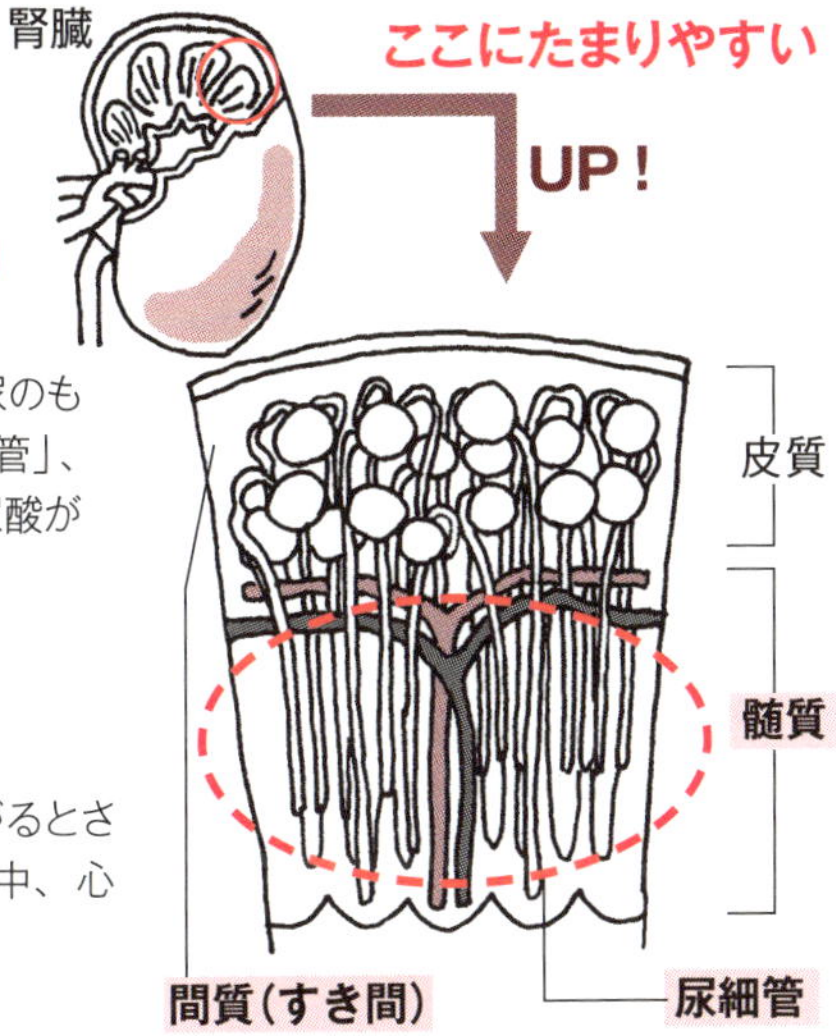
腎臓
ここにたまりやすい
UP！
皮質
髄質
間質（すき間）
尿細管

慢性腎臓病
（CKD）

腎臓の働きが60％以下になる

動脈硬化のリスクが上がるとされており、ひいては脳卒中、心筋梗塞のリスクも高まる。

腎不全

正常時の 30％しか腎臓が機能しない

腎臓で血液を濾過する働きを持つ網目状の「糸《し》球《きゅう》体《たい》」がつまり、排泄がうまくできなくなる。

自覚症状は進行してから

初期

尿量の増加

末期

尿量の減少
貧血、血尿
腰や脚の骨が変形する
骨折しやすくなる

自覚症状はなかなか現れず、気づいたときにはかなり進行しているということも。定期的な健診が早期発見につながる。

治療法

- 生活習慣の改善
- 食事療法
- 塩分制限
  ➡ PART2
- 血圧コントロール
- 尿酸値をできるだけ正常化させる

⚠ 腎機能が低下しているときは尿酸値を下げる薬の処方を慎重に

尿酸降下薬には大きく分けて2種類ある（P116）。そのうち「尿酸排泄促進薬」は、腎障害があると効果が弱まるため、基本的には「尿酸生成抑制薬」を用いる。副作用に注意しながら慎重に投与する必要がある。

痛風発作と間違えやすい病気をチェック

「腫れ」や「関節の痛み」が共通している

偽《ぎ》痛風

尿酸ではない物質が結晶化する

1か所の関節が赤く腫れて痛む。原因はピロリン酸カルシウムの結晶。関節液を採取する検査によって判別することができる。

見分けるポイント
- 膝や肘の関節など大きな関節で起きる

関節リウマチ

関節の鈍い痛みが長く続く

関節が痛む点で痛風発作と共通しているが、関節リウマチは鈍い痛みが長く続く。X線で撮影すると骨の萎縮などが見られる。女性に多い。

見分けるポイント
- やせ形の人に多い
- 手の指、肩、足首、膝など左右対称に起きる

変形性関節症

軟骨がすり減る老化現象

関節の軟骨が老化によってすり減り、骨どうしが直接ぶつかるために痛む。X線検査で骨の変形を確認。

見分けるポイント
- 高齢の女性に多い
- 膝や股関節で起こる（足の親指で起こることも）

外反母趾

つま先に負担がかかって痛む

ハイヒールなど、先端の狭い靴を履いていると、つま先に負担がかかることで赤みや腫れが現れる。X線や尿検査などで鑑別が可能。

見分けるポイント
- 先のとがった靴やハイヒールを履く
- 血液検査で判別可

「似ている病気」だと思って痛風を見逃さない

痛風発作では、主に足の指などの関節に腫れや痛みといった症状が現れます。そのため、他の病気と間違えられることもあります。

よく間違われやすいのが、「外反母趾」「変形性関節症」「偽痛風」や「関節リウマチ」などです。

これらの症状は痛風発作とよく似ています。別の病気なのかを見分けるには、血液検査やレントゲン検査が必要になることもあります。

ともかく、関節に強い痛みがあるときには早期に受診して、病気を見極めることが大切です。

●監修

谷口敦夫（たにぐち　あつお）

医学博士。東京女子医科大学附属膠原病リウマチ痛風センター教授。1983年、三重大学医学部卒業。東京女子医科大学附属リウマチ痛風センター助手、米国カリフォルニア大学サンディエゴ校研究員、東京女子医科大学附属膠原病リウマチ痛風センター助教授を経て、現職。日本痛風・核酸代謝学会理事、日本リウマチ学会評議員・指導医。著書に『痛風　尿酸値が高い人のおいしいレシピブック』（保健同人社）、監修書に『42才からの痛風・高尿酸血症』（主婦の友社）など。

参考資料

『高尿酸血症・痛風の治療ガイドライン（第２版）』
日本痛風・核酸代謝学会、ガイドライン改定委員会編（メディカルレビュー社）

『42才からの痛風・高尿酸血症』谷口敦夫（主婦の友社）
『図解でわかる痛風・高尿酸血症』谷口敦夫（主婦の友社）
『尿酸値の高い人がまず最初に読む本』谷口敦夫（主婦と生活社）
『尿酸代謝におけるUp-to-Date 第７回　尿酸と乳製品，基礎から臨床へ』谷口敦夫
（医薬の門 第53巻 第１号 別刷）

『健診　そのあとに　尿酸を自分で改善』藤森 新（法研）
「高尿酸血症と痛風　Hyperuricemia and Gout 2006 Vol.14 No.1」
（メディカルレビュー社）
「高尿酸血症と痛風　Hyperuricemia and Gout 2008 Vol.16 No.1」
（メディカルレビュー社）
『尿酸値を下げたいあなたへ　痛風予備軍への処方せん』山中 寿（保健同人社）
『日本食品標準成分表2015年度版（七訂）』文部科学省（全官報）

健康図解シリーズ

今すぐできる!　尿酸値を下げる40のルール

2014年 7 月22日　第1刷発行
2016年12月26日　第4刷発行

発行人　鈴木昌子
編集人　南條達也
編集長　古川英二
発行所　株式会社　学研プラス
〒141-8415　東京都品川区西五反田2-11-8
印刷所　中央精版印刷株式会社

この本に関する各種お問い合わせ先

【電話の場合】

●編集内容については　TEL 03-6431-1223（編集部直通）
●在庫、不良品（落丁、乱丁）については　TEL 03-6431-1250（販売部直通）

【文書の場合】

〒141-8418　東京都品川区西五反田2-11-8
学研お客様センター『健康図解　今すぐできる！　尿酸値を下げる40のルール』係

この本以外の学研商品に関するお問い合わせは下記まで。
TEL 03-6431-1002（学研お客様センター）

staff
装丁・本文デザイン　バラスタジオ
本文イラスト　酒井うらら
校正　ペーパーハウス
写真協力　佐藤幸稔
編集協力　重信真奈美
オフィス201（荒井未央）